AF272260

ATT VAKNA

THOMAS ROMLIN

ATT VAKNA

DATERADE INSIKTER
UNDER ETT UPPVAKNANDE

Thomas är född 1963 och har ett passionerat intresse av "icke dualitet" – det singulära.

Intresset började 1994 inom komplexitets och kaosteori.

Mellan år 2009 till 2011 upplevde Thomas några extremt omvälvande avprogrammeringar. Noetiska fenomen som varade i det existentiella.

Thomas verkar inom teoretisk fysik och filosofi både nationellt som internationellt.

En stor del av passionen är den existentiella dialogen.

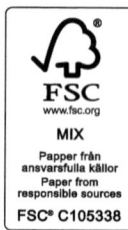

FSC
www.fsc.org

MIX

Papper från
ansvarsfulla källor
Paper from
responsible sources

FSC® C105338

© 2016 Thomas Romlin

Förlag: BoD – Books on Demand, Stockholm, Sverige

Tryck: BoD – Books on Demand, Norderstedt, Tyskland

ISBN: 9789176992012

Innehållsförteckning

Förord

Ingen kan leda Dig till sanningen.

Att få reda på vad livet handlar om är att känna helheten, *inte* bara det ytliga. Att vara medveten om glädje och djup, bredd och skönhet, det på samma sätt som i nöd.

Blott i frihet ser en klart vad relation är, relationen mellan Dig och mig.

Denna bok sammanför texter skrivna ur mitt uppvaknande, texter om betydelsen av att vara fri. En resa bort från ett präglat och vilset väsen.

Ett passionerat Ifrågasättande som startade 1994 och som mellan åren 2009 till 2011 inkluderar extremt omvälvande avprogrammering. Noetiska fenomen som varade i det existentiella.

Jag kan *inte* leda Dig till sanning, ingen annan heller, vi är den i varje ögonblick.

Låt sinnet vara fritt, värna kärleken och medverka. Ge som medmänniska och finn mening med livet.

Sanning uppenbaras när sinnet är redo.

Boken ligger till grund för samtal om extraordinärt liv.

En resa som handlar om att uppleva rädsla. Att falla in i enhet och kärlek.

Att försök nå tillbaka.

Att vända sig inåt.

Att uppleva hjärtats sötma.

Att vibrera i takt.

Att se aura falla i tystnad.

Att se Aladdins lampa slockna.

Att leva ovetande med det jag är.

Att leva ett tidlöst tillstånd.

Vänligen

Thomas Romlin

2010 09 18

DNA PROGRAMERING

Tänkt Dig att Du står framför en spegel, innan Du ställer Dig där ska Du hänga av Dig både arbetets och privata kläder, titlar och namn. Se Dig själv helt naken, nu är frågan vad Du ser, hur skulle Du beskriva det Du ser, **vem är Du?**

Att veta vem man är försvåras av det en ser och känner, "hallå där, här kommer jag och jag är min hjärna". Svårare blir det när vi förstår att vi *inte* är vår hjärna, allt bidrar till det vi egentligen är.

Vi har vår genetiska grundprogramvara DNA, den finns i varje liten cell. Likt en dator har vi en processor som avkodare (hjärnan). Hjärnan läser av intrycken via sinnena, en ständig utveckling där allt påverkas av beräkningar och beslut.

Medvetandet agerar innan hjärnan vet. När vi känner "beroende" programmeras det i medvetandet långt innan hjärnan reagerat. Medvetandet är programmet som läser och skriver till DNA.

Exempelvis blir alkoholism ärftligt när "supandet" programmeras som DNA-minne

(Blir lite skrämd av att se alla försök till beroendeframkallande).

Människan tror sig veta vad 5% av DNA har för funktion, resten kallas "skräp DNA". Hjärnan tros användas till 12% av sin kapacitet. Kanske har människan missat att det finns fler sinnen än de fem vi upplever, hur är det med ...

- Elektroception – (elektriska fält)
- Sonar – (orientering)
- Magnetoception – (magnetiska fält),

Har människan fler sinnen?

Filmen vi ser på dagarna är baserad på hur vi ska bli rika lyckliga och trygga.

Vem och vad vi skall vara beroende av är väl upp till var och en, eller?
(se medvetet på vad som förmedlas oss).

Hur ser filmen egentligen ut? Vanligt är att hänvisa till materia, den solida materiens byggstenar.

Materia är dock *inte* solitt, atomer är mestadels space. (vad nu det är?)

Kvantfysiken talar om potential och dimensioner för helhet, är jag en solid helhet?

Varför finns DNA i varje liten cell, kopior av oss själva? Vi sägs bestå av 70% vatten, ypperligt för att leda vibrationer, återigen, hur ser filmen egentligen ut, det vi ser?

Vad gör man om man vill rida hästen istället för att bli riden (åsnan)?

Systemet behöver omprogrammeras, det får bli vår uppgift!

2010 09 23
FÖDAS TILL EN AVATAR

Födas till en AVATAR?
Har Du tänkt på att så "fort" Du föds blev Du en AVATAR, en tilldelas namn och nummer som förpliktar, förpliktelse att följa ledare regler och system, rätten att vara människa berövas.

Födas är något föräldrar i bästa fall valt, men vem är man när en föds, finns det någon anledning att människan *inte* klarar sig själv som nyfödd?

Djur i skogen förpliktas *inte* på samma sätt, ett vildsvin föds som ett vildsvin, en älg som en älg, båda utan namn och nummer. Djur föds med en lukt, ett utseende, eller annan NATURLIG egenskap, egenskaper som identifierar dem.

Djurens ledare formar sina flockar i harmoni med naturlagarna till en gemenskap för överlevnad.

Om en människas sinne får utvecklas enligt det djur det är, i harmoni med naturlagarna, då skulle hela dess kapacitet komma till användning. Medvetandet skulle utvecklas med de egenskaper det är skapt för, som människa, ingen AVATAR.

Men vad är en människa? Är Människan bara sitt medvetande?

Utan namn och nummer återstår en slemhög som till 70% består av vatten, vad är resterande procent?

Forska i materia, och Du finner att atomer (vilket det solida anses var uppbyggt av) består av 99,999999% tomrum. Atomkärnan är en samling neutroner och protoner som tillsammans med elektroner bildar en atom.

Elektronerna cirkulerar *inte* snällt kring kärnan, de förflyttar sig fritt mellan banden utan fasta skal, de befinner sig i ett eller flera samtidigt.

Förstå det och en förstår att människan kommunicerar på frekvenser med högre energi, något en normalt *inte* är medveten om, men sinnet är.

Medvetandet, eller "med- vetande" gör människans jag. Vetandet leder jaget att eliminerar rädsla och det ger ett temporärt lugn och balans. Jaget är det som finns kvar när en lagt bort namn och nummer. Jaget är medvetandets medvetenhet.

Bli medveten om vilken frekvens människan kommunicerar på och Du upptäcker en helt ny värld. Ett ljusfenomen ur magnetismens plus och minusvärld, ett skådespel som aldrig tidigare skådats.

Detta fenomen skapar balans mellan plus och minus, kärlek och rädsla.

Balans som uppstår ur obalansens kaotiska rörelser, rädsla och energi utjämnad med kärlek.

2010 10 05

MIRACLES NOT FOR SALE

Att vara rik är upp till var och en att bedöma, en kan ha mycket pengar men ändå ha ett fattigt liv?

Pengar i sig är nästan värdelösa, de går *inte* att äta, de duger knappt som dasspapper, och är ofta betungande att bära på, och det i flera meningar.

Den som äger mycket pengar äger oftast siffror på en bank, siffror som i sig är värdelösa. Först när någon suktar efter siffrorna som en illusion dess "ägare" får ett utbyte.

En persons mentala tillstånd, tillfredställelsen att åtnjuta och "äga" ger undersåtar som är villiga att tjäna sin tjänare.

Se vem som egentligen äger dessa siffror, se vad som styr vårt och hela samhällets sätt att tänka och leva.

Vem är vår ledare och regelsättare, är siffror våra ägare, är vi liv ägna sen vi föddes?

Vad vore livet utan pengar? Helt underbart!
Vad är det pengar gör? Ingenting!

Människor gör allt vi tror pengar gör, det är *inte* pengarna som gör, vårt mind producerar och upplever alla kickar själv.

Den medvetne upplever allt som mirakel, **DET EN ÄR MEDVETEN OM.**

2010 10 13

FÖDAS LEVA DÖ I STATEN

Har Du tänkt på?
Vad är det som förpliktar att följa statens lagar och regler, system med hierarkiska strukturer.

Vet Du varför ditt namn är skrivet med VERSALER? Versaler används som beteckning på PERSON, FÖRETAG och BOLAG.

Vid födelsen övergår människan till att bli en PERSON, ett nummer som förpliktar att leverera.

En persons födelseattest ger staten en invånare, en person som garanterar inkomst över tid. En person som skolas in att leverera via förskola och skola enligt de regler och system som hänvisas till.

När Du föddes skapade staten FÖRETAGET "PELLE PERSSON". Detta bolag betalar skatt, skaffar körkort, har rösträtt och går i fängelse. Se på ID handlingar och registreringsbevis för person, bolag eller föreningar, se hur namn är utformade, en världsstandard.

Genom att använda ID typen "KALLE ANKA" underställer vi oss systemet som PERSON, en går "frivilligt" med på att identifiera sig med och underställa sig spelets regler.

När en befattar sig och identifierar sig som PERSON har staten PERSONEN i sin **ÄGO**.

Tanken är att Du ska anpassa Dig till systemet, Du lockas tro att det ger Dig "frihet"? Lön den 25:e, ledigt på helger, sitt rakt, se glad ut, följ strömmen, titta *inte* upp, titta på TV, arbeta, se *inte*, Du är fri, VI LOVAR.

Från tidig ålder anpassas en till gruppen via förskola och skola. Vi lär oss vikten av att bli accepterade, hotet är rädslan för att bli utanför och ensam.

Media matar på och berättar hur vi ska se ut, klä oss och tänka. Rädslan av att *inte* bli accepterad är och har alltid varit det huvudsakliga verktyget för kontroll.

Upptagna med att arbeta och med nyheter som underhållning pågår agendan i bakgrunden.

TV-serier och sport, politik och konsumtion, ja allt bombarderar oss och tar bort vårt fokus från det som är. I snabbt tempo får agendor det utrymme de behöver utan att belysas av kontrollerad media.

Strikta pyramidstrukturer består av människor som utför sina uppgifter med precision utan att ifrågasätta. Dessa människor blir ofta framlyfta genom skola och arbetsliv, målet är höga positioner i hierarkin.

På så sätt vidmakthålls pyramidens struktur, de på toppen har helt slutat att ifrågasätta, människor som bara utför order oavsett om det går emot egna värderingar. Den som mot förmodan skulle gå emot ordningen kan räkna med svåra påföljder.

Politik styr länder, men vad styr politiken?
Är det så att EKONOMI styr hela världen, inklusive politik och dess politiker?

Den som styr ekonomin är den som styr i världen, är ekonomiska intressen det som styr i krigens konflikt? Går det att se ett uppvaknande, insikt om dolda maktstrukturer, en växande rörelse om frihet?

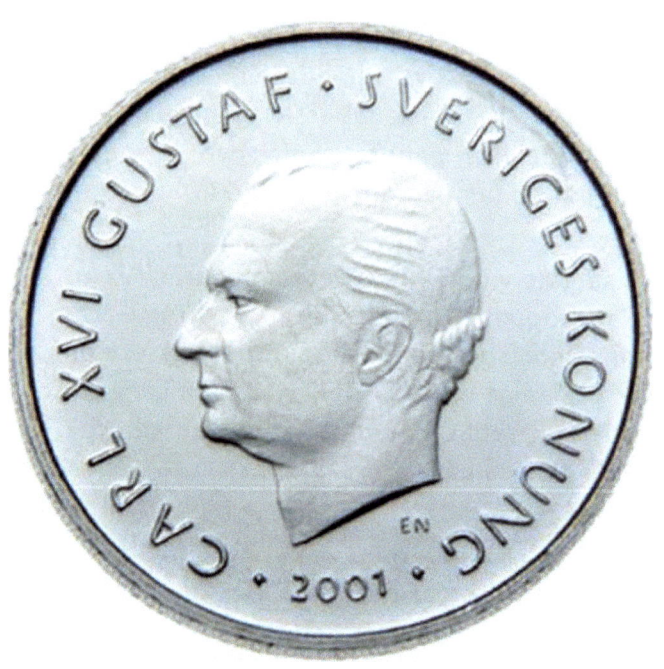

2010 10 14
KARLA

Att födas in i ett system som kräver mycket energi för att överleva gör att många blir stressade och sjuka.

Värre blir det av att fritid likställs med att söka kickar. Kicksökeriet överförs på barn via skola och organiserade fritidsaktiviteter. Leken blir till krav och stress, hur kan en agera för att överleva?

Det är få som ifrågasätter om det en gör, gör en lycklig nöjd och glad.

Hela grejen ser ut att bygga på fortare och fortare, eller köp använd och släng.

Detta håller *inte* längre, systemet har kraschat. Människor orkar *inte* längre och planetens resurser räcker *inte* till.

Vårt sätt att leva förbrukar mer än det ger.

2010 10 15
HAR DU NÅGON GÅNG KÄNT DIG FÅNGAD?

Har Du önskat att Du levde och verka för något annat? Funderar Du över varför Du gör som Du gör? Känner Du Dig fångad? Vet Du *inte* hur Du ska ta Dig vidare?

Hur gör man och vilka alternativ finns?

Vill jag ändra på något eller är jag nöjd?

Det går att vända upp och ner på tillvaron och medvetet tråckla sig ur tvångströjan, medvetandet är verktyget, medvetenhet om vad det innebär att stanna upp och se över alternativen.

Det finns bara en uppgift att hantera, att få balans i sina handlingar. Balans leder till att i ett och samma ögonblick se frihet. Fri att hantera, för en är redan fri, när en ser det.

Det som är att se, **SOM ÄR ATT SE** … Att naturen bara ger när det ges något tillbaks, det är hemligheten med naturens varaktighet.

2010 10 19
NÄR GICK VÄRLDEN TILL SÖMNS?

När gick världen till sömns?
Nu är den på väg att vakna!

Jordens befolkning har alltid sovit och bara några få genom historien har vaknat. Deras namn kan räknas på tio fingrar, fler är det *inte*.

Människans är i djup sömn och vi vet *inte* att vi sover, sådan är sömn, man är *inte* medveten om att man sover.

Jag håller med Charles Darwin även om hans synsätt är trivialt och vardagligt. Charles är kritiserad och ingen accepterad vetenskapsman längre. Majoriteten av vetenskapsmän har övergett honom, men jag stöttar honom, och det av helt andra skäl.

Min anledning är att ... Se hur människor fortfarande sover, ett sovande som visar att det krävs kolossalt mycket mod för att vakna. Det är som om hon investerat allt i sömn och bara några få har tagit sig ur. Några exempel på dem som tagit sig ur är Buddha,

Bodhidharma och Socrates, de hade modet att ta sig ur.

Vad människan drömmer om är att hon lever i ett stort kungadöme med gyllene palats och all lyx, då går det *inte* att väcka henne. Berätta för henne att hon bara är en Svensson som ligger på gatan och sover, att bara Svenssons drömmer om att bli kejsare, för kejsare drömmer aldrig om att bli kejsare, det är helt enkelt ologiskt.

Människan har så mycket investerat i sömn att de spjärnar emot på alla tänkbara vis, allt för att slippa bli väckt. Väcks hon blir hon bara irriterad och motarbeta Dig ...

"Vem är Du som lägger Dig i mitt liv? Kan Du *inte* tolerera en människa som har en ljuvlig dröm?"

Även om Du tvingar henne att vakna kommer hon somna om igen, vaken är hon ju bara en Svensson och som sovande en kejsare. Investeringen i psykologisk sömn är så stor att människor som Chuang Tzu, Plotinus och Heraclitus har misslyckats att väcka människan, de gjorde sitt bästa men människan sover fortfarande, hur vet vi det?

Vad människan än gör bevisas det att hon fortfarande sover tungt, de två världskrigen är bevis nog, hon måste sova ohyggligt tungt.

Det kommande, tredje världskriget kan förhindras, men endast om vi kan väcka tillräckligt många och inspirera dem att fortsätta väcka andra. Något som behöver göras nu, för det finns ingen tid kvar, de sovande förstör allt som finns på denna planet, allt som relaterar till liv.

Politikern är sovande, ingen vaken person blir politiker av den enkla anledningen att ...
En vaken kan varken ljuga eller ge löften som *inte* kan hållas. Ingen vaken blir politiker, för vakna har ingen önskan om att tillfredsställa egot.

Egot existerar bara som ställföreträdande i sömn. Samma ögonblick en vaknar har egot ingen funktion längre, det är oanvändbart.
Människor som känner sig själv lider *inte* av mindervärdeskomplex, de involveras *inte* i ledarskap, varken politiskt eller religiöst.
Vakna står *inte* på sådan grund.

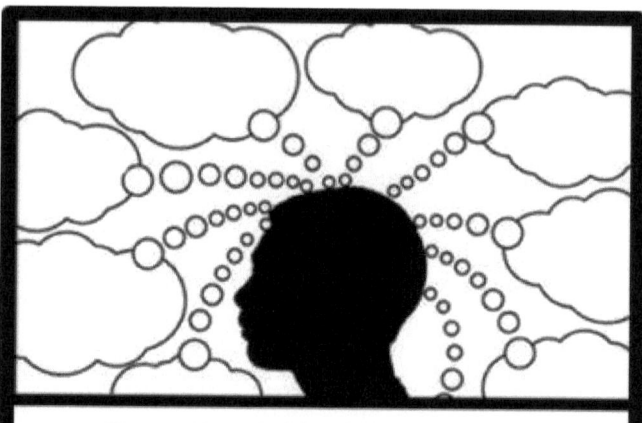

I DON'T SHARE THOUGHTS TO
CHANGE PEOPLE

I SHARE THOUGHTS TO SHOW
THAT THEY'RE NOT ALONE.

2010 10 19
STÄLL INGA FRÅGOR

Ställ inga frågor, försök *inte* gräva, risken finns att Du börjar se.

Ifrågasätt aldrig etablissemanget, de har alltid rätt! Kom ihåg att göra som regeringen säger, allting är bra. Försök *inte* gräva, sök inga svar, Du kan bli medveten.

Allting är OK, glöm *inte* le.

Blir Du medveten finns risk att Du upptäcker att det Du gör *inte* är vad Du vill göra.

Allting är OK, glöm *inte* le.

Du ska till 100% hålla med vad mainstream media säger, fråga *inte*, gör vad Du blir tillsagd, följ bara vad som sägs.

Allting är OK, glöm *inte* le.

Köp onödiga saker, det hemmet redan har, arbeta så mycket Du kan, konsumera så mycket det går, bara Du slipper tänka själv.

Allting är OK, glöm *inte* le.

Arbete kan ge Dig många fördelar, Du är trött när Du kommer hem, det är bra. Trötta har *inte* tid att vakna och vakna människor kan börja se, Det är *inte* bra för Dig.

Allting är OK, glöm *inte* le.

Gå till hemmet, se på TV, snart ska Du gå till arbetet, arbete ger frihet.

Allting är OK, glöm *inte* le.

Arbete innebär semester, konsumera semester, allting är bra, fråga *inte*.

Allting är OK, glöm *inte* le.

Köp så mycket Du orkar, gör som Du blir tillsagd, var bra på det Du gör.

Allting är OK, glöm *inte* le.

Desto mer Du konsumerar ju lyckligare blir Du, mycket pengar i omlopp gör systemet snällt, ju större skuld ju mer måste vi arbeta.

Allting är OK, glöm *inte* le.

Kom ihåg att allt är i sin ordning, allt är normalt, detta är inget konstigt.

Allting är OK, glöm *inte* le.

Genmodifierad mat är bra, godkänd bara för Dig.

Allting är OK, glöm *inte* le.

Ställ inga frågor, håll bara med, allt är i sin ordning, undersök *inte*, varför ska Du det?

Allting är OK, glöm *inte* le.

Media ljuger *inte*, de talar sanning, det är deras idé, det är deras jobb - media talar alltid sanning.

Allting är OK, glöm *inte* le.

Jobba på, pengar ger mer, vad annars skulle Du syssla med?

Allting är OK, glöm *inte* le.

Tänk *inte* på vad Du gör, eller vem Du är, detta är mening med livet.

Allting är OK, glöm *inte* le.

Terrorism håller Dig rädd, passa Dig för Al-Qaeda och Osama Bin Laden, akta Dig för terrorism.

Allting är OK, glöm *inte* le.

Svininfluensa är en terrorist, skynda att vaccinera Dig, tyvärr finns inget vaccin mot ignorans, det kommer nog snart.

Allting är OK, glöm *inte* le.

Din kropp tillhör *inte* Dig, den är regeringens, regeringen vet vad som är bäst för Dig, de garantera hälsa, piller ger Dig hälsa.

Allting är OK, glöm *inte* le.

Gå till arbetet, lyssna *inte* på frågor, lita på regeringen, piller är bra för Dig, ta så många Du kan, dubbel dos, tre-dubbel dos.

Allting är OK, glöm *inte* le.

Naturlig medicin är oduglig, kemikalier är bättre, köp mer artificiellt, bryr Dig *inte* om Din kropp.

Allting är OK, glöm *inte* le.

Ingenting händer, det finns inget att fråga eller undersöka, fortsätt titta ner, stirra i backen, lyssna *inte* på dumheter.

ALLTING ÄR OK, GLÖM *INTE* LE.

2010 11 30

FRÅN KRIGSTID TILL FREDSTID

Barbarens erbjudande om fertilitet och beskydd signalerar för rivalen ett hot om överlevnad.

Den starke och sluges stridsvilja attraherar den godtycklige att underkasta sig sin egen duglighet. Utan underkastelse inga krig.

Både barbaren och rivalen har underkastat sig och vantolkat avkommans överlevnad. Avkommans högsta önskan har alltid varit fred och frid långt innan omgivning förvanskat den nyföddes signaler.

Allt är signaler som översätts, signaler som blir till vågrörelser, signaler som omsluter omgivningen likt ringar på vattnet, en spridningseffekt av ENERGIVÅGOR.

Vad som ligger framför respektive bakom oss är små frågor jämfört med vad som finns inom oss, signalera vi kärlek sprids kärlek. När underkastelsen ersätts av kärlekens attribut kommer seder av krigstid ersättas med fredstid.

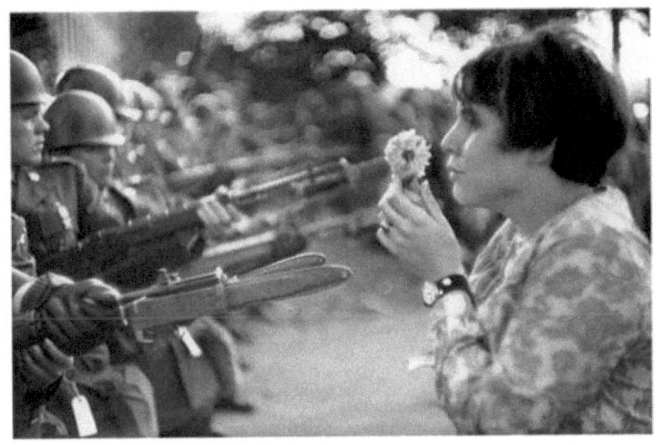

RÄNTEFRI EKONOMI

Kristendomen förbjöd ränta fram till renäs-
sansen, Islam gör det fortfarande.

Judendomens inställning tillåter juden att ta
ränta av gojen, men *inte* av en medjude.

Islam tillåter *inte* ränta alls, är det därför
islam motarbetas?

Räntan är grunden i finanssystemet, dess
framträdande ställning anses vara något
positivt.

Vem är dem med denna positiva syn?

Vad styr världs- scenen?

2010 12 24
FÖRVANDLINGENS ÅR

Tänk att 2010 blev livets mest omvälvande år
trots 47 tidigare (Männ i Skor) år.

Uppvaknandet till att se livet såsom det är, är
att se det som under resan glömdes bort. Ett
seende bortom lagar och regler, insikt om att
naturen bara ger när det ges något
tillbaks.

En magisk hemlighet om varaktighet utan
rädsla. Insikter som förvandlat och förändrat
vardagen. Ett uppvaknande som bestört och
berusat omgivningen. Räddningen bort från
en mystisk skepnad utan medvetande.
Ett uppvaknande om frihet.

En varaktig och oåterkallig förändring till
något starkare.

Insikt om att kärlek är att ge och återge, en
elektrisk våg som utbyter energier.

VÅGEN AV OÄNDLIG KÄRLEK.

DE 10 REGLERNA – ATT VARA MÄNNISKA

Ur boken "Om livet är ett spel, här är reglerna." Av Cherie Carter-Scott

Regel 1 - Du får en kropp.

Kroppen är Din hela livet oavsett Du älskar eller hatar den, acceptera den, det som räknas är vad som finns inuti den.

Regel 2 - Du kommer introduceras i lektioner.

Livet är ett konstant lärande och varje dag ger Dig möjlighet att lära mer, lektioner som är specifika för Dig, nyckeln till att upptäcka och fylla ditt liv med mening och relevans.

Regel 3 - Det finns inga misstag, bara lektioner.

Utveckling mot vishet är en process av experimenterande och misstag, det är oundvikligt att saker och ting *inte* alltid går som planerat. Uppträda etiskt med integritet och humor - särskilt förmågan att skratta åt sig själv och sina egna missöden är det centrala perspektivet på "misstag", helt enkelt lärdomar vi måste lära oss. Förlåtelse och medkänsla är det rätta, en handling som raderar känslomässig skuld.

Regel 4 - Lärdomen upprepas tills vi lärt oss.

Det som manifesteras som problem, utmaningar, irritationer och frustrationer är lektioner - de kommer att upprepa tills Du ser dem som sådana och lära av dem. Din egen medvetenhet och din förmåga att förändra är förutsättningar för att genomföra denna regel. Grundläggande är att acceptera att Du *inte* är offer för ödet eller omständigheter - "kausalitet" måste erkännas, det vill säga: Saker händer Dig på grund av hur Du är och vad Du gör. Att skylla Din olycka på någon eller något annat är en flykt och förnekande, Du ansvarar för Dig själv och vad som händer Dig. Tålamod krävs – förändring sker *inte* över en natt, ge förändringar tid att hända.

Regel 5 - Lärande slutar *inte*.

Medan Du lever livet finns alltid lärdomar att dra, "livsrytm", kämpa *inte* emot den. Överlämna Dig till processen ständigt lärande och förändring - var ödmjuka nog att alltid erkänna dina egna svagheter och var flexibel nog att anpassa Dig från vad Du kan vara van vid, stolthet förnekar Dig nya möjligheter och frihet.

Regel 6 - "Det" är *inte* bättre än "här".

Den andra sidan kan vara grönare än Din egen, men det är *inte* nyckeln till oändlig lycka. Var tacksam för- njut av din resa och vad Du har. Uppskatta överflödet som är bra i ditt liv snarare än mäta och samla saker som egentligen *inte* leder till lycka. Leva i nuet hjälper Dig att uppnå frid.

Regel 7 - Andra är speglar av Dig.

Du älskar eller hatar något annan såsom Du älskar eller hatar Dig själv. Var tolerant och acceptera andra som de är, sträva efter att uppnå klarhet och självkännedom, sträva efter att förstå och få en objektiv uppfattning om Dig själv - Dina tankar och känslor. Negativa erfarenheter är möjligheter att läka sår. Stöd andra, kan Du *inte* stödja är det tecken på att Du *inte* tillräckligt förstår Dina egna behov.

Regel 8 - Vad Du gör i ditt liv är upp till Dig.

Du har alla verktyg och resurser Du behöver, vad Du gör med dem är upp till Dig. Ta ansvar för Dig själv. Lär Dig att släppa taget när Du *inte* kan förändra saker. Bli *inte* arg över saker eller bittra minnen i ditt sinne. Mod finns i oss alla - använd den när Du behöver göra vad som är rätt för Dig. Vi har alla en stark naturlig kraft och äventyrlig anda som Du bör utnyttja för att omfamna det som ligger framför Dig.

Regel 9 - Dina svar ligger inom Dig.

Lita på Din instinkt och Dina innersta känslor, oavsett Du hör dem som en liten röst eller får en blixt av inspiration, Lyssna och se, låt känslorna framkalla din naturliga inspiration.

Regel 10 - Du kommer att glömma allt detta vid födseln.

Vi är alla födda med dessa resurser - vår tidiga erfarenhet leder oss in i en fysisk värld, bort från vårt andliga jag. Dessa tio regler är inga budord, de är universella sanningar som gäller alla. Tro på styrkan i din ande, strävar efter att vara klok och vis, den ultimata vägen för ditt liv, livet vet inga gränser - andra än de Du skapar för Dig själv.

2011 02 05

FÖRDELAR MED DÖDEN INNAN FYSISK DÖD

Dödens fördelar.

När rädsla för fysisk död styr lyser fördelarna med sin frånvaro.

Behandla döden levande och sinnet vaknar till liv.

Rädsla för döden hindrar människor att leva.

Att upptäcka livet på dödsbädden är sent.

Döende har ingen tid att försaka, på dödsbädden är *inte* tillfälle att ångra sitt liv.

Lev livet, se miraklet, döden ger livet.

En döende som hinner skriva.

Har Du bråttom?

Till vadå?

2011 02 28
LIVETS PROCESSER

Livets processor är magnetfältsenergi, ljus
som kodas tolkas och förmedlas. Information
som överförs av budbärare, information som
meddelar hur byggstenarna formeras.

En livsskapande process, programvara som
skapar människan, medvetandet.

2011 04 03
DEN SPEGEL VI LEVER

Den spegel vi lever begränsas av tankar. Att låta oroande tankar konsumera livet är livets utmaning. Tankar vars vånda begränsar terroriserar och bränner energi.

Att leva i nuet är att låta sinnet glädjas med att ingenting är orimligt.

Tankeprocesser dömer som regel omgående och tvångsmässigt.

Tankes process hämtas ur det historiska, konceptuella föreställningar om verklighet. Varje objekt eller person tanken möter ges en etikett, en föreställning om. Bedömningar av situation sker utifrån tidigare händelser, etiketter som eliminerar det levande i människan.

Låt *inte* tanken påstå att det *inte* finns tid, alla tankar behövs *inte*.

Tanken kommer protestera, den är van att betrakta och stimulera med nya tankar. Se glädjen hos små barn, hur livet levs innan massproduktionen av tankar satts igång.

Beroenden framkallas ur intellektuell stimulans. Se på droger, de stänger ner för att få människor att känna sig mer levande.

Varaktiga lösningar går via förnyat sinnestillstånd.

Tron på att tanken är verklig gör att människan försvarar sig mot allt tänkt, något som förhindrar flödet av energi.

Vad som glöms är att även smärta uppstår ur tankens verklighet.

Att observera livet är ett förhållningssätt om att leva i nuet. I nuet flödar energin och försvinner gör oron om det som varit eller komma skall.

Ens senaste tankar reflekteras ur den spegel som levs, utan tanke tillåts intelligensen leva såsom den är.

Livsintelligensen återställer och stärker människors upplevda glädje. Harmoni och sinnesfrid förstärks, ett tillstånd av att vara levande.

2011 04 04
DET ÄR ETT ANNAT SÄTT ATT LEVA

Det är ett annat sett att leva, och det går *inte* att beskriva, det måste upplevas.

Droger har blivit sättet att koppla av, dess uppgift är att stänga ner oroande tankar som konsumerar och terroriserar. Tankar som bränner istället för att ge energi.

Berusning ger en kortvarig känsla av gemenskap och samhörighet så det är inte konstigt att droger används.

Vid en viss nivå övergår det drogade medvetandet till ett omedvetet tillstånd, det som *inte* löser några av de problem som oroar.

Att umgås drogad är att spegla sig i dem som lider av samma problem och det är ingen framkomlig väg. Drogkultur innebär ett flyktigt beteende som inkluderar ens bekanta, andra som flyr i droger. Att skilja mellan flyktigt bekanta och riktig vänskap är en orimlighet när en själv är drogad.

När en bryter med droger kan umgänget vara saknat, något som övergår ens förstånd när en upptäckt vad äkta vänskap är.

Vänskap utan droger återför glädje, en starkare upplevelse av glädje än när den förlorades, ett förnyat sinnestillstånd.

Så fort det nya sinnestillståndet fått fäste känner en sig ännu mer levande, äkta glädje.

Att sluta med sådant som *inte* hjälper är lösning bort från oron, ens förnyelse. När en slutat med det en *inte* behöver slutar det utvecklas. Det ersätts med vad som redan från början var något skinande.

"One has to be a light to oneself"
Jiddu Krishnamurti

2011 04 05
PRESTATION

Prestation.

Human Beings or Human Doing?

En människa som *inte* får kärlek överlever och presterar istället för att leva.

I västerländsk kultur har brådska och prestation blivit ett normaltillstånd. Kanske "Humans Doing" blivit en bättre benämning på den västerländska arten än "Human Being".

En Human Doing uppför sig beroende men förnekar sitt beroende, detta samtidigt som alla runt omkring ser hur det egentligen ligger till.

Andra kulturer kan se den västerländska kulturens hejdlösa prestationshysteri medans västerlänningen själv anser sin livsstil som helt fantastisk, som ett erbjudande till hela världen.

2011 04 07
VILL DU VARA EN FÖRETAGARE

Vill Du vara en företagare?
Grattis!

Nu ska en av statens alla 9 miljoner företag, avataren – personen – personnumret göra bokslut, vad som formellt kallas deklaration.

Jag som nyligen lagt ner ett företag ska jag behöva dras med ett till? Tydligen, och det företaget är jag själv, konstigt?

Hur förklaras man annars att en individ kan gå i personlig konkurs, är det *inte* företag som går i konkurs?

Obegränsad och oförstörd av krav och förpliktelser har jag en längre tid insett att något *inte* stått rätt till, nu vet jag vad det är.

Jag vill *inte* vara ett företag, jag vill vara den kärleksfulla varelse jag föddes till.

Att tvingas vara ett företag och prestera för att överleva istället för att vara den individ en är, är något jag gjort i 47 år nu, nu får det vara nog.

Personer med personföretag ansätts hårt till brådska och prestationshysteri, det har blivit ett normaltillstånd, vårt sätt att överleva har blivit vårt samhälle.

Vi har skapat ett samhälle som kväver kärleken, *inte* föräldrar fru eller barns kärlek. Nej bristen på kärlek är en universell brist som får oss att avstå från att se varandra för vad vi är.

Nu vill jag *inte* längre vara en avatar, ett personföretag.

Den person som ställföreträtt och formade mig till en tävlingsmänniska anpassad till samhällsstrukturen vi lever med idag.

Behöver det nu ta 47 år till för att komma tillbaks till nollpunkten, födelsen? Måste jag börja om? Om 47år är jag ju redan död.

Det sägs att vi lever i en demokrati och min röst ger mig möjlighet att delta via allmänna val.

Vänta nu! De som röstar påstår sig *inte* känna sig särskilt delaktiga i det som sker.

48

Slår istället ett slag för naturlagarna.

Den dag vi förstår hur naturen fungerar, att naturen bara ger när det återges, då är vi på rätt väg, för ingen går i personlig konkurs om vi förnyat vårt sätt att se. Att se oss själva och andra för vad vi är.

Att leva utan konkurrens och prestation är kärlekens väg. Välkommen till en livsstil utan tävling, här stärks en av svaghet eller tvärt om.

Du och jag, plus och minus, bra och dåligt, rätt eller fel, allt finns på kärlekens väg, denna oändliga väg, de gemensammas väg, ansvarets väg.

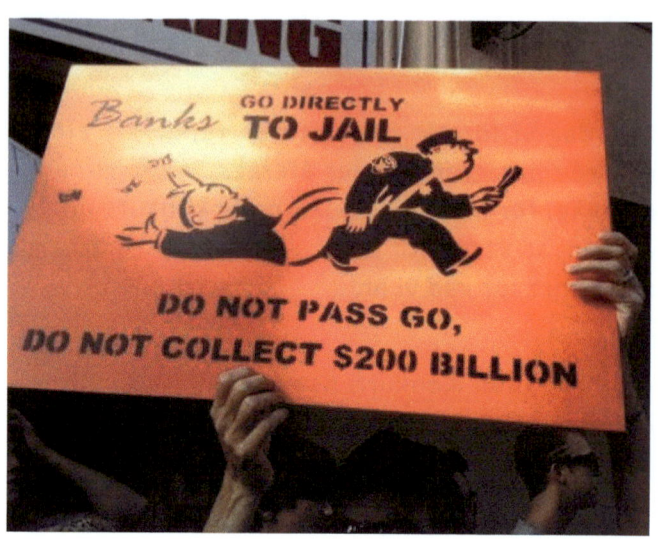

11 04 09
KONSEKVENSER AV SKULDSÄTTNING

Konsekvenser av skuldsättning är ett samhälle med handbojor och piska, en utveckling med vidare konsekvens än vad gemene man inser.

Den som lurats att skuldsätta sig förpliktas att leverera tillbaks, vi har blivit ekonomiska slavar.

Skuld fungerar som en handboja och det låser fast mer än bara händerna. Skuld låser tanken om skuld till ett normaltillstånd, men vem är egentligen skyldig vem?

Några tankevurpor:
* Medborgaren lånar ut pengar till banken som berättigar banken att skapa och låna ut ännu mer pengar, skulder som ytterligare förslavar medborgaren.

* Staten använder skattemedel för att rädda banker med medborgares pengar. Orsaken sägs vara att banken är motorn i ekonomin. En motor som för medborgaren är ett skuldfängelse som förpliktigar att leverera.

Det är något som *inte* stämmer.

MEDBORAGRE:
Handfängslade som glömt vad frihet är?

I försök att frigöra sig tryter medborgares ork så att ilskan tilltar, ilska som ofta övergår i kriminalitet.

Tjyven är numera välklädd och ser ut att fungera normalt, korruption är för denne ett normaltillstånd. Tjyven agerar via kontakter i små och stora "karteller", också det ett normaltillstånd. Det som i dagens system kallas för ekonomisk tillväxt.

Den formella versionen är att systemet är byggt för att fånga tjyvar och sätta dem i fängelse.

Systemets fängelse är realiteten en fristad som räddar skuldsatta banker från sin moraliska skuld, skulder till ett större fängelse, det själsliga fängelset.

Det går att bli fri, skuldfri är en bra början.
Samhället är *inte* skapt för frihet, något som blir uppenbart samma dag en vaknar upp.

Vissa tankar behövs *inte*, tankar som leder till skuld. Lösningen går via förnyat sinnestillstånd. Tillstånd utan beroenden, tillstånd om att "bara" vara.

Att leva här och nu leder till det äkta, den verklighet som är, den som bara är här och nu – och i den finns ingen skuld.

2011 04 09

SOMMARPRAT

Hej alla frekvensvänner.

Kan man tänka sig att vi lever i en sinnevärld som är uppbyggd av frekvenser. En massa vågrörelser som hjärnan tolkar för att bestämma hur vi ska leva våra liv.

Låter det kryptiskt?

Ja kanske det.

Livets hemligheter består av signaler.

Signaler som blir till vågrörelser – det vi kallar frekvensband.

En intressant fråga är.

Finns det fler frekvensband att kommunicera på – och hur skulle det gå till?

Största frågan är kanske om vi överhuvudtaget tunar in – eller om vi mest tunar ut.

Oavsett vad så möts vi – Du och jag – här och nu – på denna frekvens. Signaler som förmedlas via massa teknisk apparatur.

Apparater som faktiskt är ganska lika vår egen apparat – det vill säga kroppen.

Jag tänkte sommarprata om det som har betydelse. Vilket är – Att ingenting har betydelse.

Tänk att få använda ett helt sommarprogram åt att förklara vad Du *inte* visste.

Sorry – Nu ljög jag – Innerst inne vet vi.

Men – Vi är ju relativt busy numera – så vi har kanske glömt bort vad vi vet? Har det gott så långt att vi glömt bort vilka vi är?

Tänk Dig själv. Ställ Dig naken framför spegeln och titta på Dig själv.

Om Du *inte* får använda ditt namn, titel eller person nummer – hur beskriver Du då den Du ser – vem är Du – vad är det för varelse Du ser?

Blev det svårt?

Misstänkte det.

Undrar om vi *inte* har satt upp för mycket på vår todo lista – svarta tavlan, den i huvudet alltså. En massa grejor som tagit över vårt riktiga jag. Tänkte att vi skulle sudda på svarta tavlan och fylla den med något nytt.

Jag säger som Lao Tzu – Doing nothing is better than being busy doing nothing. Sug på den Du.

Vi förväntas sträva och leva för en riktning som *inte* är förenlig med människans innersta önskan. Täcknamnet på det är tillväxt.
Man kan ju fråga sig – vad ska vi växa till?

På min egna svarta tavla – där står det. Sluta söka betydelse i det Du *inte* har eller behöver – Sök i det Du redan har.

Att finna sann lyx – det vill säga – Kärlek till det lilla och glädje ur ingenting – det är en mental resa som bara har betydelse för den som gjort den. En resa som bara är Din. Personligen har jag börjat sträva efter att få vara den vän man kan luta sig mot. Och för det behövs lite tid – Tid att finnas till. Tid jag *inte* trodde jag hade – observera trodde. Sen vakna jag upp ur min sömn och fick tillbaka medvetandet. Ett uppvaknande om frihet som bestört och berusat alla i min omgivning. För mig blev det räddningen. Räddningen bort från en skepnad utan medvetande. En oåterkallig och varaktig förändring till något bättre, hoppas jag.

Thomas Romlin heter jag.

Här kommer sommarprogrammet om allt som är viktigt. Jag vill berätta om fördelarna med att sträva efter tillräckligt. Hur vi kan eliminerade massa lyxproblem. Problem som egentligen *inte* finns.

Med andra ord

Ett program om den fysikaliska storheten energi. Denna Electro magnetiska våg som utbyter energier – **DEN VÅG SOM ÄR VÅR GEMENSAMMA VÅG MOT OÄNDLIG KÄRLEK.**

Musiken i programmet kommer bli en skön blandning av Meja, AC/DC, Jerry Williams och Gasolin m fl.

Passa på och njut. Förberedelse rekommenderas. Du kommer långsamt bli en ofrivillig deltagare.

Tack för mig och på återhörande.

2011 04 30

20 EGENSKAPER SOM BESKRIVER EN VUXEN

Tjugo egenskaper som beskriver när en är vuxen.

1. När en *inte* påstår att man är 18 längre.

2. När de bästa minnena är pågående sinnesintryck.

3. När en accepterar sig själv som en är.

4. När en slutat skryta med mat och dryck.

5. När en med sig själv utan att bli rastlös.

6. När en kan umgås utan att stå i centrum.

7. När en kallar allt för lek.

8. När en ser att en *inte* missar någonting.

9. När en slutat identifiera sig med saker.

10. När en har tid att läsa.

11. När en slutat vara rädd.

12. När en ser kärlek.

13. När en arbetar om det är nödvändigt.

14. När en äter och hinner känna smaken.

15. När en betalar färre räkningar.

16. När en inser.

17. När en ser glädje som lycka.

18. När en kan sitta still och bara njuta.

19. När en gör vad som faller en in.

20. När en litar på andra såsom sig själv.

2011 06 30

ATT STANNA UPP OCH MÖTA STILLHETEN

Att stanna upp och möta stillhet har blivit en bristvara. Det konstanta med att sysselsätta sig har blivit ett normaltillstånd som skördar både fysisk som psykisk ohälsa helt i onödan. Det är som om det finns en risk med att stanna upp och möta sig själv.

Alla har vi en plats inombords där glädjen bor, en plats vi kan relatera till, tillexempel en doft vi minns.

Att bara sitta still eller lyssna till en lugn och sansad röst kan också ge den där pirrande känslan. Ett lugn som får en att nästan somna in.

Att vara med sig själv i stillhet kan leda till fantastiska upplevelser.

Enhetsupplevelsen är att uppleva sig själv. När medvetandet visar upp sig som enhet (ett). När mark och materia, det Du står på, träden Du vistas vid, eller ljuset som *INTE* omger Dig utan är Dig ... Hur allt blir till ett.

Denna del av medvetandet torde alla få uppleva ty medvetandet är en fantastisk enhet, dess hemlighet är det kärleksfulla.

Det den omedvetne upptagna aldrig hinner uppleva.

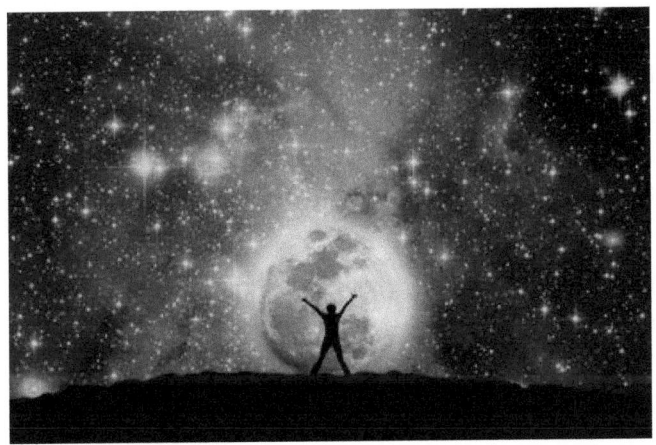

2011 07 05

PROGRAM SKRIVET I FOTONENS SPRÅK

Operativsystem HUMAN BEING – Release 1.13.945

Programmet är skrivet i fotonspråkets immateriella elementarpartiklar, en fri och helt gratis kraftbärare.

Programmets största fördel är att det använder fri energi på frekvenser där begrepp som massa storlek och läge *inte* definieras.

Programmet fyller rummet och ger parallell rörelseenergi enligt formeln E = mc2.

Fotonprogrammet kan aldrig vara i vila då stillhet aldrig saknas.

Elektroner alstrar ljusenergi när de byter tillstånd. Ljusenergin som elektronen förlorar granskas av förutbestämda värden i människans cellhjärna. Ljuset får ämnet att anpassas till RNA/DNA-frekvens.

2011 08 18
BLI ÄLSKAD

Vi vill bli älskade för den vi är, vi söker kärlek
hos varandra, när vi lärt oss älska den vi är …
är vi kärlek för varandra.

2011 08 28
INGEN KAN FÅ TILLBAKA BÖRJAN MEN ALLA KAN BÖRJA PÅ NYTT

Ingen kan backa tiden men alla kan starta på nytt.

Ingen kan dra tillbaka tiden men alla kan starta nu.

Ingen kan börja vid början, men alla kan börja idag.

Det är dags att ta av masken.

Mirakel som intention.

Sanning besegrar illusionen.

RÄDSLA eller KÄRLEK.

Vad väljer Du?

2011 08 31
MEDVETEN c/o ONE

Allt vi tror är nyskapande är redan skapt,
det har blott omfördelats av spegeln.

2011 09 02
TANKAR OM PENGAR

Ingen har problem med vare sig tillväxt, miljö eller pengar, vi har problem med värde, *inte* värdet i sig, utan våra värderingar.

Vi gör, vi bygger, vi skapar – jag gjorde det och Du gjorde det, att göra har inget värde.

Så länge görat värderas finns problemen kvar, världen ändras när värden förändras.

Allt ditt är mitt och allt mitt är ditt, och lösningen är helt fri.

Allt är bara ett lån!

2011 09 03
DET ÄR JU SÅ ENKELT

Vill vi ha pengar måste vi vara värd pengar.

Vill vi ha hållbarhet måste vi vara hållbara.

Vill vi ha kärlek måste vi vara kärleksfulla.

Vill vi ha trygghet måste vi vara trygga.

Vill vi ha lycka måste vi vara lyckliga.

Vill vi ha glädje måste vi vara glädje.

Vill vi ha tillväxt måste vi växa.

DET ÄR JU SÅ ENKELT.

2011 09 03
ALLT MELLAN LIV OCH DÖD

Medveten om allt mellan liv och död.
Varför slutar man läsa tidningar, titta på TV
och lyssna på Radio?

Varför slutar man droga sig?

Varför slutar man identifiera sig med saker?

Vad gör man istället?

Den genomsnittliga personen tittar på tv fyra
timmar om dagen. Under loppet av ett år ser
vi på femtontusen reklamsnuttar producera-
de av världens bäst betalda kognitiva
psykologer.

Psykologer med uppgift att lista ut hur man
fångar vår uppmärksamhet. Syftet är att
manipulera oss att känna oss otillräckliga
utan deras klients produkter.

Vad de gör dag ut och dag in femtontusen
gånger om året, är att hypnotisera oss från
att lära känna sig själv. De vill att vi
konsumerar och är underhållna snarare än
informerade och engagerade.

Etern behöver "tas" tillbaks i syfte att få tillbaks självmedvetandet, allt i en mogen konversation om vår gemensamma framtid.

2011 09 03
ACTION

Medvetandet.

Action är ljuset människan allt.

Action upplöses som det sker, repeteras i takt med sortin, och registreras för att det upprepas.

2011 10 02
FÅNGE I NÅGON ANNANS VÄRLD

Känner Du Dig fången i överlevnadsbördor?
Då är det dags att vakna upp!

Vissa rovdjur är ute på en långsam jakt, och via lagstiftning tar de bort min frihet.

Derivatbluffen har tagit våra besparingar som pensioner och ökat arbetslösheten. Den har försvårat för långtidssjuka och helt enkelt eliminerat social trygghet.

Handel med utsläppstak och koldioxidskatt är nya kodord för ett bedrägeri i det tysta. Guld och silver är för rovdjuren det slutgiltiga betalningsmedlet. Metaller de stulit från länder som *inte* kan betala sina lån längre, befolkningar som fått problem att betala för sina hem.

Lögnen som används är att skapa arbete eller ett gott liv, i själva verket offras liv.

Iscensatta oroligheter används för att fånga oss i statliga program, brist på hyllorna gör oss beroende av dess stöd.

Ransonering av vatten och mat blir till vardag för den fattige.

Militär inför krigslagar efter behov, revolter skjuts snabbt ner.

Vi slåss mot vänner utan mat och dryck, dem som själva saknar tak över huvudet.

Följer vi *inte* reglerna tas vi till en "camp", tältstäder skildrar vad som är i görningen, vi är både bytet och målet.

Sofistikerade metoder finansierar enorma vinster. Folkmord pågår och att stjäla har blivit till vardag, om så för att mata hungriga barn.

Vi är placerade på rad i slaveriets auktion.

VAKNA UPP människa, alla profetior och uppenbarelser är förutsagda, nu är de ett faktum. Vakna upp och förändra eller stanna i helvetet.

2011 10 10
SKÖNHET ÄR ATT UPPFATTA KÄRLEK

Skönhet är himmelrikets perception, den djupaste estetik, uppskattning som väcker själen.

Kärlek är den himmelska känslan, passion som förbinder varelsen.

Skönhet är reflektionen av natur, kvalitéer i våra väsen.

Uppfattning av skönhet är samstämmig med kärleken.

Hjärtan öppnas och badar i kärlek när en ser allt det vackra i världen.

Förälskad i det vackra och berörd av skönhet faller vi in i kärleken.

2011 10 17
KÄNNS INTE RÄTT

Känns *inte* helt rätt att ...
Bankernas kapitalkrav är 10%.

10% räcker för banken att skapa resterande kapital ur tomma intet.

10% är låntagaren kontantdel. Låntagare finansierar indirekt bankernas kapitalkrav med kontantdelen, resterande finansieras med säkerheter.

Bankverksamhet har skapat en tillväxtmodell där nytt kapital skapas via skuldsättning och knapptryckningar.

Vid lån kräver banken en säkerhet som täcker lånat kapital, för räntan finns ingen säkerhet. Innebörden är att nytt kapital behöver skapas för att täcka räntekostnader.

Tillväxt behövs för att skapa nytt kapital, nya lån täcker gamla räntekostnader. En lånespiral utformad som en karusell vilken drar åt tumskruvarna allt eftersom säkerheter tar slut (läs planetens tillgångar).

Skuldkriser kommer i allt snabbare takt när planetens resurser *inte* räcker till den tillväxt som "behövs". Människan "behöver" konsumera mer än det finns resurser, allt för att balansera systemet. Gigantiska räntevolymer har tagit makten över systemet, ett system som det *inte* finns täckning för.

Giriga människor har lurats in för att stödja systemet, se på politiken. Bankirerna vet hur systemet fungerar och tar över politiska tillgångar. Goda säkerheter konverteras till maktmedel, dåliga paketeras om och säljs via ombud i tron om att det är säkra tillgångar till oskyldiga människor som värdelösa pensioner.

Via politiken agerar folket bankräddare, banker kommer på obestånd p.g.a. dåliga säkerheter. Via skattemedel agerar medborgaren borgenär till banker som orsakar det ohållbara.

Individer motsvarar 1% av befolkningen sitter på de stora tillgångarna, resterande 99% får leva med dess konsekvenser, *inte* undra på att människor blir förbannade. Om inget görs för att stoppa bankernas framfart är bankrutt den slutgiltiga lösningen.

2011 10 28
MÄNSKLIGHETENS ENDA PROBLEM

Människans enda problem är hela världens problem och hon lever med det varje dag.

Problemets art är av sådan natur att det kommit bort från problemets kärna, ett problem som lika mycket är mitt som Ditt, det den ene *inte* kan lösa åt den andre.

Vad vill Du bekräfta med dina handlingar, vad förväntar Du Dig att andra ska bekräfta för Dig?

Vad är det Du söker?

Allt vi gör, gör vi för att bekräfta något annat. Vi söker bekräftelse på bekräftelse och den slutgiltiga bekräftelsen är kärlek.

Människans enda problem är ...
KÄRLEKSPROBLEM.

Alla problem är kärleksproblem, oavsett de ses som ekonomiska, bostads, relation eller hungerproblem.
Vi vill överleva för att vi älskar livet.

Utforska en vanlig dag, se hur allt är sökande efter bekräftelse. Allt vi gör, gör vi för att bekräfta kärlek.

Kärlek behöver aldrig bekräftelse. Leta *inte* efter kärlek hos andra, kärleken finns varken utanför eller i Dig, kärlek finns som Dig. Du kan sluta leta efter kärlek för Du är kärlek.

Externt sökande efter kärlek har nått en återvändsgränd, vi saknar kärlek mer än någonsin.

Först när en ser vad kärlek är blir en älskad för vad en är.

Den som löst kärleksproblemet har i en och samma handling löst alla världens problem.

MÄNSKLIGHET

Sorg är stort, förlåtelse är större, varande är störst.

- Kärlek:

Kärlek stöter bort sorg – sorg är stort.

- Bekräftelse:

Bekräftelse stöter bort förlåtelse – förlåtelse är större.

- Fördomar:

Fördomar stöter bort varandra – varandet är störst.

2011 11 08
FRAMTIDSSTUDIER

Institutet för FRAMTIDSSTUDIER summerade idag de tre senaste årens forskning under rubriken "Sverige i framtiden".

Sverige står inför viktiga vägval, hur kan vi organisera samhället och främja allas välfärd, det som kallas hållbar utveckling?

Summering:
Samhällsutvecklingen presenteras ofta som en väderprognos, med det menas populistiskt av politiker.

Det som uttalades som en långsiktig trend är att ... Problem är mest centraliserat till makt och socialt utanförskap.
(ökade klyftor mellan rik och fattig)

Minskat förtroende och brist på delaktighet leder till osäkerhet och korruption.

Trots att Europas demografi (åldersstruktur) just nu är idealisk för ekonomiskt tillväxt har "politiken" och dess system misslyckats med en rättvis fördelning.

Grogrunden till Occupy-rörelsen, vilken också nämndes som exempel.

En långsiktig förnyelse börjar i barnomsorgen, något som efterlystes.

Orsaken sägs vara att "komma till rätta med socialt utanförskap genom att få människor att delta".

Rädslan är att Sverige ska ha sin mest lysande framtid bakom sig.

Det Hans Rosling sade (off topic) bekräftar ...

"de största hoten är kärnvapen i kombination med ekonomisk tillväxt utan omfördelning."

2012 02 07
VAD ÄR FEL

Att möta sig själv.

Har ställt följande fråga ett antal gånger de senaste dagarna – varför är jag rastlös?

Svaret tenderar alltid till – jag vet att något är fel.

Orsaken gnager och förhindrar att bli tillfreds. Symptomen är att lösa vardagliga problem istället för det faktiska.

Jag skjuter framför och grubblar istället för att bota, se alternativen och bli tillfreds.

Jag bottnar i rädsla, rädsla för att möta det okända, rädslan för att möta mig själv.

2012 02 16
LÖSNINGAR

Den kärleksfulla känslan är *inte* materiellt betingad.

Känns som meddelandet nått fram, människor kopplar och rullar, dags att reflektera.

System kollapsar och får oss att vakna. Förnyelse är riktningen, formad av samhället. Bollen är i rullning och går *inte* att stoppa.

Steg för steg är en framkomlig väg, stora steg skrämmer.

Meddelandet har nått fram, lösningen är här, vi har fattat.

Vad söker människan, var letar hon, finns lösningen redan här?

Sluta leta, det går *inte* att hitta – **kärlek är inget materiellt**.

2012 03 07
UTVECKLINGSSAMHÄLLET

Viljan att ständigt förbättra människors livsvillkor leder idén om ständig tillväxt. Fler och fler ser nu dess natur och frågar sig ...

Vad ska vi växa till?

Vi fortsätter förbättra livsvillkor med materiell tillväxt trots att naturresurserna är begränsade.

Ekonomisk teori hanterar konflik med miljön som overklig, som en oändlig tillgång. Ekonomisk teori är otillräcklig för att förstå relationen mellan människa och miljö. Vad som kan vidga synen på människa och miljö är spiritualitet.

Världsekonomin har sedan 1945 blivit 10 gånger större. Leker vi med tanken att ekonomisk tillväxt fortsätter till år 2100, betyder det att världsekonomin kommer växa med 80 – 100 gånger, vem kan försvara sådan dårskap?

Det vi ser nu är ett uppvaknande om tillväxtens omöjlighet, samtalet är igång. Politiker ligger som vanligt efter, de vågar *inte* se sanningen, eller berätta den för väljare.

Vi kan *inte* ignorera det som sker längre, alla behöver stödja en nödvändig omställning.

Utvecklingen går mot att bli tillfreds, att minska på materiell konsumtion bort från dårskap och egoism till 'peace in mind'.

Utvecklingssamhället finns i oss, när vi ser den andre. Välbefinnande kommer med att eliminera svält och fattigdom. Att föda ett slaktdjur med ris kräver tio gånger mer ris än att livnära en människa.

2012 04 21
MEDVETANDET

Skriver att det bara finns ett minne, ett vetande. Lyssnar av vibrationerna som bygger det vi tror oss se, känna, höra, lukta och smaka.

Hjärnan har inget minne, den är ett minne. Hjärnan fungerar som en router som tolkar elektromagnetiska signaler, signaler som kodar av DNA – 1/0, på/av, ja/nej. Instruktioner och signaler som transporteras av RNA.

DEN ENDA STORHETEN ÄR SKAPELSEN ALLT, HELA UNIVERSUM, INKLUSIVE ALL EXPANSION.

Barnet föds när det behöver mer utrymme, stjärnor och galaxer behöver utrymme – all skapelse behöver utrymme.

Medvetandet är den sammanlänkade enheten. Medvetandet skapelsen är fraktalen, en oändlig kärleksskapelse, balanspunkten i allt, (1) ett med- vetandet.

ENDAST MEDVETANDET ÄR MÄNNISKAN ALLT.

Först måste vi enas runt vetandet, vad är vetande?

I vardagstal används kunskap som begrepp för vetande. Information uttrycker kunskap via tal skrift och symboler. Bilder hämtade ur minnet, upplevelse och erfarenheter.

Informationen överförs via fotoner i en sträng, kvark, proton, neutron, atom, cell, osv. Information som har den ursprungliga betydelsen "att ge form åt" eller "utforma".

Att ge form åt och utforma är att skapa. Energi och andra fysikaliska storheter leder perceptionen till skapelsen materia. Materia är form, exempelvis en formad kropp.

Skapelsen härstammar alltid ur information. När energi tillförs bildas skapelser i form av materia. När formen/skapelsen *inte* tillförs mer energi betraktas skapelsen som "klar".

Tröghet vid sammansättning förändrar och/eller förnyar skapelsen utifrån mänsklig tidsuppfattning. Storheten lagras och sammansätts till materiellt minne i egenskap av form. Exempelvis kan vi återkomma till en tavla när vi blundar, så även om tavlan *inte* är närvarande längre, vi kan ändå se tavlan som närvarande minnesbilder.

ALL SKAPELSE ÄR ETT MINNE, RESULTAT AV EN STORY.

Verkan försvinner såsom den ogiltigförklaras, repeteras såsom det ogiltigförklaras och registreras som det upprepas, svaret är alltid 1.

LIVET / MIRRORING.

Pågår livet framför eller innanför ögonen? Syn exemplifierar väl hur liv upplevs, utanför ögat speglas fotoners elektromagnetiska strålning genom ögat via olika våglängder och frekvenser (interferens och diffraktion).

Tapparna i ögat gör färger av ljus som passerat linsen. Färger kodas av och läses som kombinationer (binärdata typ 1 eller 0), binärdata aktiverar på och av, allt i en rasande fart. Förenklat kan vi säga att människan ser ett förvrängt ljus återspeglad som skapelsen/ livet (perception). Perception är begrepp för en mängd aktiva processer med syfte att tolka sinnesintryck till meningsfull information.

PERCEPTION GÖR OSS MEDVETNA.

Likt kvarkars färgladdning arbetar vissa processer nerifrån och upp. De sortera ut mönster ur den detaljrika informationen. Sinnet levererar processer som arbetar uppifrån och ned, allt för att anpassa inkommande information. Förväntade mönster är nödvändiga för orientering, att känna igen, exempelvis för att bedöma avstånd. Allt är dock en återspegling av reflekterat ljus.

EN SPEGELBILD AV OSS SJÄLVA?

Tittar en människa i spegeln ser hon en bild som tittar ut. I spegeln ser höger hand ut som vänster och speglade objekt ser ut att befinna sig bakom spegelytan.

Förvirringen kommer ur att spegeln reflekterar bara ljus. På samma sätt ser människan sin omvärld, en spegelbild skapad ur egen perception. Ett ljus med ettor och nollor som i rasande fart sätter på eller stänger av funktioner. Om spegelbilden finns framför eller bakom ögonen är *inte* helt självklar, vi speglar oss i en spegelbild med vetandet.

Andra processer vid skapande av liv är DNAs transkription till RNA, överföring av atomslag till cellens sätta på eller stänga av funktion.

På samma sätt som spegelbilden reflekterar ljus av betraktare blir betraktelsen till när DNA omskrivs till budbäraren, RNA.

Med vetandets funktion sätter vi på, repeterar, och ger stabil upprepning. Tro ogillas och stänger av samt stöter bort.

1 upprepas för att 0 ogillas.

1 är på, 0 är av.

1 är ja, 0 är nej.

1 är vetande, 0 är tro.

Svaret till skapelse är alltid ett (1), den illusoriska omvärlden skapas utifrån tro, noll (0).

SYNKRONISERING.

Allt fungerar när vi har tillit, mänskliga levnadsförlopp guidas av det tillåtande. Tillit blockeras av signalsubstanser såsom stress, rädsla och vrede. Blockeringar som framkallar mänskligt lidande.

ALLT ELLER INGENTING HAR EN MENING.

Håll i Dig, här kommer svaret på livets vanligaste fråga, vad är meningen med livet?

Svaret är... **ALLT ELLER INGET HAR MENING.** Att leva med stress, rädsla och vrede får en att missa livets mening, en ser bara fragment av livet. Kärlekens främsta kännetecken är att allt blir ett (1). Kärlek synkroniserar liv och skapar mening i en och samma handling, ett kärleksverk.

Lev medvetet och livet får mening, **MEDVETET LIV.**

Kärlek är ett hav med potential, att leva kärlek är i självaste verket en guidning av medvetandets medvetenenhet.

ATT LEVA SYNKRONISERAT.

Att leva synkroniserat är att lyssna på medvetandet, frågan är hur man gör. Oroa sig *inte*, en gör redan det. Vi lever en riktning som förnyas i rasande fart inom givna omständigheter. Allt för att leva medvetet. Handling som följer av medvetet liv upplevs synkroniserat, och det kommer av sig själv. Det är bara att åka med, tillåta det ske.

När allt sker får det mening, se det och hantera det som kommer.

Storyn agerar för Dig utan rädsla.

SOM EN KÄRLEKSHISTORIA!

2012 04 24
VÅGOR AV LJUS

* Ljus blir till erfarenhet via hjärnan. Ljus – fotoner vars liv släcks samtidigt med sin egen födelse.

* Ljud blir till erfarenhet via hjärnan. Ljud – skillnad i täthet inom mediet.

* Smak blir till erfarenhet via hjärnan. Smak – betasönderfall av atomkärnor.

* Lukt blir till erfarenhet via hjärnan. Lukt – molekylära sönderfall.

* Känsel blir till erfarenhet via hjärnan. Känsel – samlingsuttryck för värme, kyla, smärta och beröring.

(energiflöden, vibrationer och tryck)

2012 06 24
EXISTENS - MEDVETANDE - KÄRLEK

Allt 1 uppstår i nuet.

Hoppet om är tron om något bättre.

- Idén om framtid är här och nu.

- Historien och framtid existerar nu.

- Tanke håller drömmen vid liv.

- Vakna är att leva här och nu.

Allt händer nu.

VAD BESTÄMS AV OBSERVATÖREN.

Ett besök i nuet ger **DIREKT** insikt om det som är. Konsten är att se vad som sker innan den automatiska och inlärda perceptionen tar vid.

När en ser existens som observatör är en i nuet, i medvetandets kärlek.

ONENESS

2012 09 01
STÅND TILL TILLSTÅND

1. Tanke alstrar psyke.
2. Psyke söker helhet, ordning.
3. Fragment stör psyke.
4. Psyke fragmenterar.
5. Konflikt en tanke.
6. Avstannad "död".
7. Säkerhet, grupp, tillhörighet.
8. Ifrågasätt gruppen.
9. Kunskap är fragment.
10. Kunskap är i dåtid.
11. Sorgsna egot.
12. Idé om ordning (illusion).
13. Tid och oordning,
14. Kända är okänt.
15. Universum en tro.
16. Ordning är ett.
17. Leva är kaos.
18. Isolering är rädsla.
19. Bilden är identiteten.
20. Tanke är bilden.

Observatören är den observerade.

Efter många års studier av medvetandet och intelligens är en fortfarande fullständigt hänförd.

Studien är över och förloppet sönderföll i ett moment 22, fortsättning kan *INTE* erhållas av kunskap.

Sammanfattning:

När ens viljeakt och önskan blivit neutral, är intelligens ens psyke i psyket.

Ett nutida fält med betydande potential (varandet), potential som vanligtvis är inslumrad, en nutida hållning, att observera observatören.

Observatören uppmärksammas av intelligensens sammanhang (liv), nödvändig relation är en akt utan egen vilja, det bara händer.

Det elektriska universumets eviga rörelser försöker komma till ro, ju våldsammare rörelse ju mer illusion av vila och balans.

Rörelsen når aldrig vila.

VAD ÄR ENHET?

Ett avstannat psyke utan illusion.

Psyke som ett liv.

Livet inom elektricitet och magnetism.

Elektricitet och magnetisms som åtrå.

Åtrå som kärlek.

Intelligens i kärlek.

2012 09 01

NÄR EN GÅR DJUPT IN I SIG SJÄLV

När en går djupt in i sig själv, på insidan av kött och blod, då kan en se intelligens.

Intelligens står i relation med allt, det jaget *inte* kan föreställa sig, oneness.

När en kommit i kontakt intelligens ser en vad sökare söker, slutet för att sakna och önska.

Där finns inget att bli som en *INTE* redan är.

2012 10 09
SANNINGEN ÄR ETT VÄGLÖST LAND

ÖVERENS MED SANNINGEN?

DU VET ... NÅGOT ÄR FEL.

Orsaken gnager, hindrar Dig.

Bota rastlösheten, bli tillfreds.

Du skjuter upp, väljer alternativ, bedövar, blir avtrubbad.

Rädd för det okända.

Löser skit, *inte* orsaken.

Vad vet Du, vem möter Du, vad är fel?

Var ärlig!

Du behövs, vi behöver Dig,

Din själ behöver DIG.

SANNINGEN ÅR ETT VÄGLÖST LAND

DIT VAR OCH EN HAR SITT EGET STRÅK,

OBESKRIVBAR OCH UTAN KARTA.

Se sanning – **INGEN BEGRÄNSNING.**

Känn sanning – **EVIG GLÄDJE.**

Din sanning – **FÖRVERKLIGAT SJÄLV.**

Sanningen – **FULLSTÄNDIGT FRI.**

98

2013 01 25
ATT TÄNKA

Har Du tänkt på ...

- Tanke är drömmen om verklighet, drömvärlden.

- Tanke är skapare av allt vi upplever.

- Tankar är tänkaren.

- Tänka är rörelse.

- Tanke är minne och minne är tanke.

- Här och nu är frihet i tanke.

* Tanken använder bilder ur det förflutna, minne kombinerat med erfarenhet, det vi kallar kunskap.

* Tänka sker som rörelse, från ett läge till ett annat, bilder om framtid ur dåtid, minnesbilder i rörelse som skildrad en dröm.

* Tänkaren är tankens verklighet, perception är här och nu.

2013 03 08
ETT GOTT SAMHÄLLE

Skolan uppdrag är att lägga grunden till det goda samhället. Studentens ansvar blir att axla ansvaret, men hur ser uppdraget ut att driva skola?

Lära sig konsten att leva:
Skolan som en konkurrensutsatt miljö fostrar personlig integritet (rädsla). Skola som arbetar utan konkurrens ger engagemang om gemenskap.

Exempel utan konkurrens ...
Frihet och Ansvar: Utbildning som utmanar traditionell frihet, ger ansvariga elever.

Individualitet och samhälle: Utbildning som sammanfogar gemenskap, ger kännande elever.

Självständighet och samarbete: Utbildning som ger inre och yttre rymd, ger medkännande.

Uttryck och Noggrannhet: Utbildning med ifrågasatt vägledning, ger akademisk excellens.

Reflektion och actions: Utbildning utan betingat beteende.

Utbildningsfunktion som frigör elevens potential lär eleven att leva. Med insikt om kreativa relationer är skolan människors lycka.

Personlig integritet omformas till medkännande och fredlig gruppering i icke konkurrensutsatt miljöer. I det icke konkurrensutsatta blomstrar aspekter som känslighet, fördomsfrihet och självreflektion.

Potential formar engagemanget utöver det traditionella.

Att integrerar kreativ relation i driften av skola lär eleven konsten att leva.

Skolor som sammanför frihet och reflektion lägger grunden till det goda i samhället.

DET GODA SAMHÄLLET.

2013 11 11
LISTAN

Moderna tiders lista:
Det paradoxala den moderna listan är att ...

Vi har breda motorvägar.
Vi hinner se mindre.
Vi köper mer.
Vi har mindre.
Vi har större hus.
Vi har mindre familjer.
Vi har mer bekvämlighet.
Vi har mindre tid.

Vi har mer kunskap.
Vi har fler experter.
Vi har fler problem.

Vi har överviktiga kroppar.
Vi har piller.
Vi har mer medicin.
Vi har mindre välmående.
Vi dricker mer.
Vi röker mer.
Vi skrattar mindre.
Vi kör fortare.
Vi är argare.
Vi är uppe längre.

Vi är tröttare.
Vi följer media
Vi lyder media.

Vi pratar mycket.
Vi älskar sällan.
Vi hatar ofta.
Vi räknar åren.
Vi glömmer leva.

Vi åker till månen.
Vi går *inte* till grannen.
Vi erövrar rymden.
Vi glömmer mellanrummet.

Vi har fler ägodelar.
Vi känner mindre värde.
Vi städar i luften.
Vi förorenar själen.

Vi erövrar atomer.
Vi har våra fördomar.
Vi skriver mer.
Vi "lär" oss mer.
Vi planerar mer.
Vi utför mindre.
Vi lär oss stressa.
Vi glömmer vänta.
Vi bygger datorer.

Vi har mer information.

Vi producerar mer.

Vi kommunicerar mer.

Vi möts mindre.

Vi äter snabbmat.

Vi mäter snabba vinster.

Vi har ytliga relationer.

Vi har fler skilsmässor.

Vi har två inkomster.

Vi har finare hus.

Vi har splittrade hem.

Vi reser snabbt.

Vi har låg moral.

Vi har one night stands.

Tekniken har fört denna lista till Dig, reflektera över eller slå bort den.

Kom ihåg att spendera tid med nära och kära.

Kom ihåg de små som ser upp till Dig.

Kom ihåg att kramas.

Kom ihåg att säga "Jag älskar Dig".

Kom ihåg att hålla handen.

Kom ihåg att vårda ögonblicken.

Ge tid att älska, ge tid att tala, ge tid att lyssna, ge tid att dela.

Kom alltid ihåg:

Livet mäts *INTE* i antalet andetag, livet mäts i antalet gånger en tappar andan.

Listan är inspirerad av George Carlins talade ord efter hans hustrus död.

2013 11 14
VEM SITTER PÅ SANNINGEN

Frågor om sanning, eller vem sitter på sanningen?

Kan vi säga att jag har en bild av sanningen och Du en annan, kan vi se att en tredje person har en tredje osv. När vi ser att varje person har sin sanning, vems sanning gäller då?

Är majoritetens sanning sanningen, eller är det minoritetens sanning som är sann? Eller sitter ingen på sanningen, är vi sanningen, vad utgår vi från, är det sant?

Vanligaste frågorna utan sanning ...

• Vad är liv?

• Vem är jag?

Sanning är idag en fråga utan svar, sanningen har blivit en fråga om rätt eller fel. Den största insikten är att inse vad det innebär att leva utan sanning, utan rätt eller fel.

2014 01 10
MIN ILSKA ÄR DÖMANDE

Mina   motsättningar   och   föreställningar,
ilskan är dömande, se det som är ...

Hata *inte*.

Tro på livet.

Känn kärleken i hjärtat.

Lev det som är.

Lev utan att jämföra.

Lev utan att värdera.

Lev utan att döma.

Lev utan dåtid.

Lev utan framtid.

Lev här och nu.

2014 01 10

MORGONPOESI

Utan jämförelse ingen värdering, utan värdering ingen bedömning, utan bedömning inget problem.

Rätt och fel, bra eller dåligt, inget eller allt.

Det som är det är.

Var däri.

Perfektion.

Det enkla.

Kraft och form.

Illusion och världsbild.

Sinnlig tröghet.

Sanning och sorti.

Osynligt ljus.

Oförklarlig skapelse.

Intelligens och kärlek.

Tyst i sinne.

2014 03 19
VILJA ATT FÖRSTÅ

När en förstår vad en förstår – förstår en att
en *inte* förstår, att förstå är att *inte* förstå,
förståelsen att förstå.

Förstått?

2014 12 14
VEMS ÄR SMÄRTAN?

Människan kan omöjligt komma till sans genom någon organiserad tro dogm eller religion. Likaså präst eller ritual. Sans kommer ur relationens spegel, via observation av sinnet.

Människan skapar sitt fängelse med hjälp av politiska och religiösa självbilder. Manifest och symboler övertygar med idéer om trygghet, en målbild.

Målbilder separerar och orsakar mänskligt lidande, uppfattningar om liv ur historiska händelser, bilder som blir till tradition och kultur.

Att citera och repetera blir ens individualitet. Det individuella dominerar relationer i dagliga livet. Mänskligt tänkande konstruerade bilder och blir ens medvetande och existens. Unkenheten är gemenskap utan frihet, den tänkta separationen.

Människan har en förespegling av att vara fri. Frihet är ingen reaktion, *inte* heller något val. Frihet finns *inte* i slutet och *inte* i början, frihet är innan första steget helt utan motiv. Frihet finns i den dagliga tillvarons aktivitet, okuvad utan rädsla för straff och belöning, frihet är enbart "clean", helt ren.

Mänsklighetens slaveri är det tänkta förflutna, ett slaveri begränsat av ständig konflikt och återkommande kamp. Tanken är oskiljaktig från det förflutna, en psykologisk fiende.

Född ur minne parat med erfarenhet är tiden den förflutnas fiende. När människan blir medveten om tankes rörelse ser en separation, det tänkta och den som tänker, observatören och det observerade, det upplevda och den som upplever.

Upptäckten av separation är en illusion, insikt utan skugga av det förflutna, en djup och radikal mutation av sinnet.

När tanke nekas företräde med allt den medför sker en total förändring av observation till den tidlösa essensen av positivitet ...

KÄRLEK, MEDKÄNSLA och INTELLIGENS.

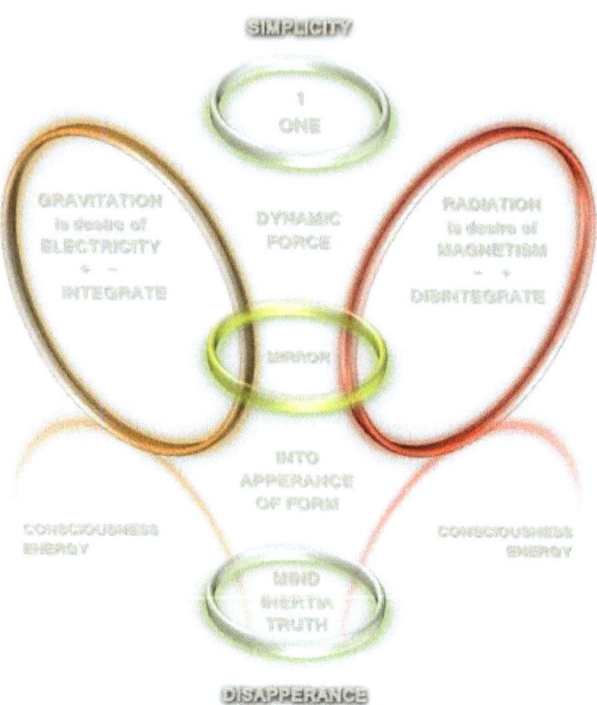

SIMPLICITY

1
ONE

GRAVITATION
is desire of
ELECTRICITY
+ –
INTEGRATE

DYNAMIC
FORCE

RADIATION
is desire of
MAGNETISM
– +
DISINTEGRATE

MIRROR

INTO
APPERANCE
OF FORM

CONSCIOUSNESS
ENERGY

MIND
INERTIA
TRUTH

CONSCIOUSNESS
ENERGY

DISAPPERANCE

2014 12 16
TJERNOBYL

Att gå bort från för att gå bort till.

Häromdagen såg jag en videosnutt från staden Tjernobyl (forna Sovjetunionen) med dess havererade kärnkraftverk som gjort staden obeboelig.

Nästan ostörd av mänsklig inverkan klev naturens inneboende förmåga fram och tydliggjorde hur allt återgår till sitt ursprung. Staden som en gång var har brutits ner. Reflektionen är hur perfekt allt är när så lite åverkan görs. Det levande transformerar och möjliggörs trots radioaktiv miljö.

Fri mänsklig inblandning verkar allt fungera i harmoni, så skör mänskligheten är. Reflektionen ger stöd åt att allt är perfekt som det är, innan det tänkta.

Gynnas den mänskliga arten av görandet eller får det en total motsatt effekt?

En vandring som sker på en relativ och ändlig stig, eller är det en oändligt perfekt stig?

Varför är det så viktigt att rädda människan som art?

Klart är att vägen föregåtts av förfäder vilka gått stigen sedan lång tid tillbaks. En väg som både är ändlig och oändlig då allt handlar om perspektiv.

Enligt de vetenskapligt andligt lärda sägs allt var sammanflätat i en enda rörelse, så varför lever den mänskliga arten i illusionen om separation? Kan det vara så att det som ses vara en tillgång är ens största fiende, det tänkta?

Att tanken driver arten mot undergång är i sig perfekt och helt enligt plan. För i ärlighetens namn, varje gång en tar spjärn och agerar, varför gör en det? Är det ens antaganden om rätt eller fel som ligger till grund för agerandet? Antaganden som för-dummar andras perspektiv?

Det synes uppenbart att vetandet är syftet med mänskligheten, men vem vet? Fri och utan ego är frågan *inte* om, utan när arten dör ut.

Att våga se och acceptera kan vara nyckeln till det tidlösa, ens tillstånd av välbefinnande.

Att vara relevant i det tysta och se det existentiella pågå, är att våga se mänsklighet ur alla perspektiv.

För i ärlighetens namn, vet någon vad som är syftet med mänsklighet och alltet?

2014 12 16
LYSSNA TIDLÖST

Tror visst det var Henry David Thoreau som uttryckte ... "Knowledge does not come to us by details, but as flashes of light from heaven."

Kan lyssnandet leda längre än kunskap? Är lyssnandet den tidlösa insiktens anatomi, vägen till det heliga, det som inkluderar himlens eviga oändliga?

Ordet helig (eng. holy) stammar ur lycko-bringande, ur något helt – som att vara hel. Detta får en att jämställa helig med helhet.

När insikten om helhet kommer är kärlek medkänsla och intelligens lyckobringaren. Lycka träder in via lyssnandets tystnad, ett stilla sinne, det som leder rakt in i den odelbara helheten.

Lärandets anatomi är sådant att det bringar klarhet i sinnet när det upplyses om något nytt. Insikt inkluderar varken minne eller vetskap, insikt når sinnet via vaksamt lyss-nande, som "flashes of insight".

Kunskap förvärvas genom att lyssna på minne som parats med erfarenhet (tänkta tankar). Lyssnandet är på så vis korrelerat med det tänkta, att jämföra, värdera och döma.

Tänkandets anatomi är förbundet med lyssnandet långt innan den tänkta tanken kan upplevas. Ett tillstånd då sinnet på en och samma gång utsätts för en systematisk och återkommande tankeloop.

Det heliga kan *inte* komma till då. Här börjar det som i ljusa stunder av insikt kan bringa klarhet bortom relativ dualism, bortom det tänkta.

Finns det någon tänkare eller är tänkaren den tänkta tanken?

Den faktiska natur som existerar hålls undan av tanke, det tidlösa innan det tänkta.

Att erfara det tidlösa medför stillheten innan sinnet kommer till insikt om existens. Äkta intelligens, kärlek, är den odelbara helheten, medkänsla – lyckobringaren.

2014 12 25
BILDER OM FRIHET

Världsbilder om frihet sanning och mening.

Är det rimligt med lika många världsbilder som det finns människor?

Att ta in en annan verklighet är att se utan minne, verklighet fri från sanning och mening, bilder som ersätter verkligheten med idéer om verklighet, bilder med roten i det som varit, dåtid?

När det talas om sanning och mening är det vilja som talar. Att uttrycka bilder verkar vara utomordentligt viktigt, Men om sanningen är obeskrivlig och evinnerlig kan bilden då innefatta en bild, eller är det då bara meningslösa förslag på sanning?

Frågan att fråga sig själv ...
Går det någonsin att bli fri och komma till sanning, mening med livet? Eller är en dömd till ett liv i skuggan av minnet? Finns det någon möjlighet till sanning och mening alls? Den uppmärksamme ser att sinnet har svårt att förstå sanning och mening. Idéer om livet som medför vad sanning ... *INTE* är.

Lägg undan ideologiska begrepp och undersök sinnet. När sinnet är fritt opererar det bortom tanke (tid). Ett fritt sinne är utan monoton och ytlig tomhet, utan flykt från tillvarons dagliga och faktiska realiteter, medveten om konditionering och existens.

Sanningen ger möjlighet att utforska meningen, men ingalunda genom att upptäcka något i slutet, sanningen finns bara i början.

Det är i början som en kan vara fri från inlärda hinder. Att observera är att se det som det är och *INTE* som man själv är.

Lärandets anatomi är sådant, det bringar klarhet i sinnet när det upplyses om något nytt, något det aldrig vart med om.

Bara vid observation kommer insikt som medför en egen disciplin, att faktiskt se att där finns inget mer än förvärvade koncept och auktoritära minnen. Egenskaper som när de undantas leder till verklig skönhet – ens utbyte av intelligens, kärlek.

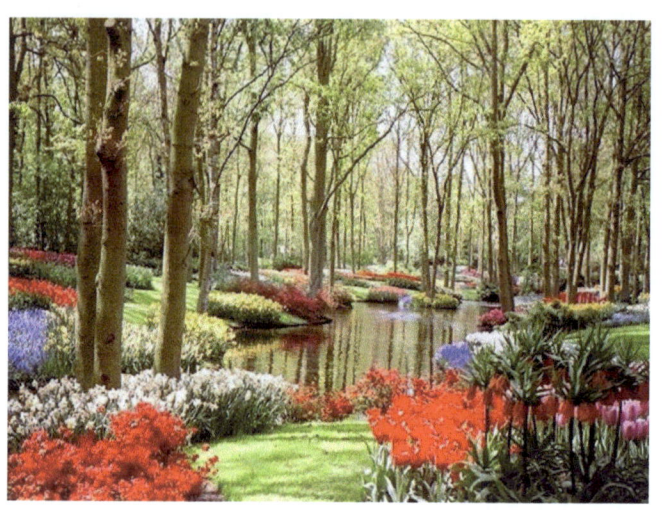

2014 12 27
OBSERVERA TANKEN

Observera tanken och tänd lågan av medvetenhet

Att se utan kunskapens slöja är att följa tankeprocessens hela struktur, att se kunskap leda ingenstans. Enkel och nonchalant observation utan varken dömande eller acceptans.

Observation som omedelbart låter sinnet övergå i ett tillstånd av medkännande, utan spekulation om vad som varit eller komma skall, ett fritt sinne.

Den som finner det svårt att närvara i nuet och samtidigt vara medveten kan experimentera med att skriva. Studera det nerskrivna och undersök utan att döma.

Orden klargör dolda tankar och begär. Ur lågan vaknar självkännedom och ens konflikter prövas.

Ur frisläppt intelligens uppstår självkännedom, fri från kunskapens slöja är den kravlösa medvetenheten Din.

Ett övergivet jag samarbetar i ett tillstånd av meditativt lugn. Visdomen realiserad av en tidlös stillhet som ger förståelse för integration.

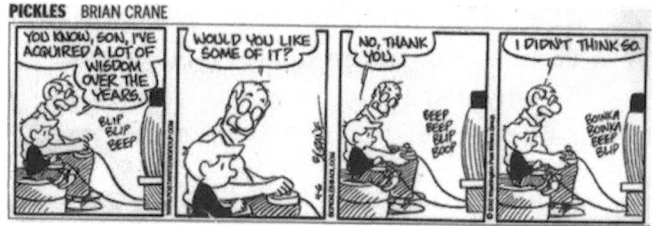

2014 12 29
FRÅGOR UTAN SVAR

När frågor ställs finns som regel svaret i frågan, ett fenomen som visualiserar det tidsbundna genom att söka orsak i det som redan skett, dåtid.

Frågan blir intressant när den ställts flera gånger, då leder frågan relativt snabbt till en punkt med följden att den upphör att existera. Istället alstras det som direkt ersätter frågan med svaret, ett existentiellt djup, insikt om helhet.

Att spåra orsaker i det som varit är det fundamentala som kopplar samman tidsbundna tankar, förflyttningen mellan dåtid och framtid som skapar rörelsen tid.

Frågors intention penetrerar direkt rörelsen från ett läge till ett annat, det sammanfogar jaget i en återkommande loop med det konditionerade tidsbundna, det som är den ifrågasättande sökaren.

Sökare exponeras i sitt sökande efter mening samtidigt som frågan ställs.

Frågan är i en och samma handling i sin kontext om mening.

I varje fråga finns svaret på jagets sökande efter trygghet. Ofta eftersöks svaren i auktoritet. Jaget leds av en inre fråga underställd auktoritet, det som uppmanar till och är rädsla.

Tankens intention speglas alltid i frågan, sökarens rädsla. Att acceptera tankes auktoritet är att undersöka jagets alla mörka hörn och för det krävs mycket mod.

Bristen på mod är roten till sökandet, rädslan söker trygghet i tankar, det vi ser som tid.

Att observera tid med kunskap, oavsett det är kunskap förvärvad via jaget eller andras jag, är det tankens auktoritära sätt att avhålla jaget från att vara det ljus för sig självt det i själva verket är.

Ty det finns i själva verket inga meningsfulla svar utom dem jaget ger mening. Sökande efter mening är underställt auktoritära tankar och leder tillslut det tidsbundna jagets frågor utan svar.

2015 01 03
ANDNING – GAMMALT DÖTT BEGRAVET

Redan från första cell är den biologiska varelsen en avbild ur ritningen genetiskt kod, ett förråd av gamla minnen, upphovskod inlärd via psykologisk aktivitet avkodad till tanke. Tänkande som i sig är en produkt av minne, tankar som vägleder och regisserar.

Tankar som formar varje dag som minut oavsett det gäller medvetna eller omedvetna tillstånd.

Ritningen till tänkaren hämtas ur minnet, det som genererar förmågan att tänka. I samma handling skapas tänkaren, lite som käll- och binärkod.

Ett minne eller minnesprogram har i sig inget levande i sig utan är vad som blir kvar ur det förflutna, det som skett vid tidigare aktivitet.

Minnet genererar "jaget" och är kärnan i det som föreställs som levande. I själva verket är allt ett dött gammalt minne återgivet av tanke, en tänkt tänkare som läser och svarar på minnesprogram ...

Något som i realiteten redan är gammalt dött och begravet.

Vid observation och insamling av minne märks att minnet endera är sakligt eller tekniskt. Minne har bara med information att göra, information som antingen är matematisk eller fysisk, en restprodukt ur avslutad erfarenhet ...

Något som i realiteten redan är gammalt dött och begravet.

En tänkt varelse dör *inte*, den är från första tanke död, en replik av ursprungskod. Minne ger jaget den levande karaktären som programmet skapar. Programmet kan kännas levande men faktum är att minnesprogram i själva verket är ...

Något som i realiteten redan är gammalt dött och begravet.

Livsprogrammet är det som står i direkt relation med det livsuppehållande, det för varelsen okända som opererar utan minnets tänkta.

Genom att uppgradera ett minnesprogram till andningsprogram får det döda en livsgivande andemening, det som väcker varelsen till liv.

Andningsprogrammet levereras fulladdad med det livsuppehållande och i samma ögonblick det installeras uppgraderar detta ...

Något som i realiteten redan är gammalt dött och begravet.

Program som laddar andemening utan minnets tänkta installeras via andning. Andningen förflyttar varelsen från tid och rum till full närvaro.

Närvaro som i realiteten är en fullständigt odelbar helhet, en tidlös frihet ...

ANDNING!

2015 03 22
DET ÄR OKEJ

Det har många gånger slagit en hur många gånger det behövas för att "ta in" det som ska tas in för att bli fri sin egen bild.

Det verkar vara en mödosam väg som kräver mycket repetition. Även om det *inte* finns något självändamål med att bli fri bilderna så när det väl sker träder en tyst kommunikation in som säger mer än tusen ord.

Samma ögonblick som ens antaganden och bilder försvinner skapas utrymme för att ta in andras andemening.

När första tanken *inte* är dömande möjliggörs relation som en ansvarar för om de ska växa eller ej.

Är min bild lika okej som din?

Vad andas bilden?

Nyckeln verkar vara att initialt säga OKEJ, att vara tillåtande.

2015 03 25
NÄRVARO

Varje gång jag agerar ser det ut som det finns
en riktning och det som leder denna riktning
väcker nyfikenhet i mig.

Är jaget den psykologiskt tidsbundna varelse,
det som är?

Nästan alla som försökt sig på meditativa
tillstånd skriver under på att mina tankar och
antaganden ligger till grund för mitt ageran-
de. Tankar och antaganden som tar mig bort
från närvaro med det som är, bort från att
vara här och nu.

Tankar och antaganden leder mig i en
riktning eller strävan mot ett mål (tid).
Antaganden som utgår från rätt eller fel,
sanningen om.

Detta är i slutändan något så stort som om
att lilla jag skulle veta meningen med
mänskligheten, och nej, så stora tankar har
jag *inte* om mig själv.

Intressant är att detta tidsbundna fenomen *inte* bara förhindrar utan också glider iväg på tron om något bättre, ett sökande efter svar.

Drömtillstånd är vad som får jaget att *inte* uppmärksamma det som sker …

THE GREAT.

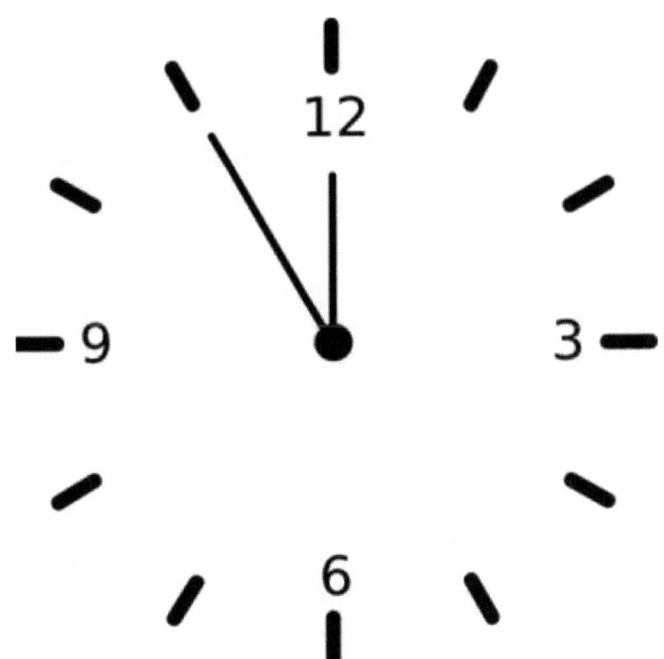

2015 03 26

OVETANDE

Kan jag leva med att *inte* veta, och vad händer som fullständigt ovetande?

Det förefaller som om när jag *inte* har vetskap stannar liksom hela jaget upp, riktning och mål blir som bortblåst i väntan på att vetskap ska infinna sig. Den psykologiska tiden stannar till för ett ögonblick.

Det är som om jag lutar mig tillbaks och väntar på en riktning. En riktning som är spännande och lustfylld då resultatet på förhand *inte* är känt, en riktning som hela ens omgivning bjuder in till.

Okunskap verkar ha förmågan att agerar fritt från minne och erfarenhet. Det känns som om jaget tar en paus och guidas av det som är, bilderna hinner aldrig få riktning eller ens fäste.

Okunskap opererar utan psykologisk tid, tidlöst. Den egna erfarenheten är att när en leds utan personlig riktning uppstår en annan sorts riktning. Känslan av att det okända vill bli känt såsom det är.

I närvaro utan riktning föds tillit till storheten en är ovetande om. I detta tillstånd mellan tankar verkar storheten öppnas upp …

THE GREAT.

2015 03 28
THE GREAT

Kan det vara så att närvaron pockar på uppmärksamhet samtidigt som den skuggar sanningen. En sanning om förmåga och tillit till en kraft mer bärande än tankekraft.

En kraft som är utan form. Det nutidslösa med potential att träda in i handlingarnas centrum när det behövs. En okänd natur som blockeras av tidigare erfarenhet. En kraft som längtar efter att bli känd som **THE GREAT**.

Den vetenskaplige kan synliggöra kraften genom att likställa den med svarta hål, kraften som med sin mörka materia drar allt från hela galaxer till elektroner in i sin definitiva slutstation, eller början på något nytt.

Det okända kommer för alltid att vara okänt, det ligger i sakens natur, det finns alltid något bortom nästa sanning o.s.v.

DET OKÄNDA - OKÄNDA.

Ett slutgiltigt svar skulle aldrig ställa fler frågor om det var slutgiltigt. Finns inga frågor finns heller inga svar, så frågan är, åtskils jag av alla frågor och svar?

Det som formar jaget, den universella storheten rädsla som agerar med sina falska bilder om vad trygghet är. Bilder om mig själv utifrån gårdagens minnen vilka upprepas och förstärks av det förflutna. Bilder vars paradoxala baksida leder till rädsla om trygghet.

Att bryta upp med och släppa taget om är att sluta leva utifrån gårdagens bilder, att låta insikt träda in, det innan kunskap.

Kraften som stärker och leder bort från att motivera och förklara, försvara och erkänna, höra och godkänna.

Då som nu har avsikten varit att utforska det nutidslösa, det manifesterade ...

ATT LEVA TIDLÖST.

Att utforska **THE GREAT** är att utforska tystnaden.

I tystnad träder kraften in som frigör från behov av effektivitet och produktivitet.

I tystnaden skapas utrymmen som gör egot tillåtande.

I tystnaden sägs eller görs ingenting, och då, bara då ...

TRÄDER KRAFTEN IN – THE GREAT

Helt obekymrat ledsagas det fullkomliga in, en varaktighet och konstant som är.

2015 04 12
BONUS

Efter några fantastiska dygn med tystnaden som ledsagare är det uppenbart att ens försök att beskriva **THE GREAT** är rent av löjligt.

När sinnet avtar är det objektiva rent subjektivt och ett naturligt tillstånd presenterar sig.

Det finns inga ord för ett sådant tillstånd mer än att det är permanent och alldeles för enkelt att ta in för ett "mind". Ingenting behöver sägas, läsas eller göras, tillståndet talar för sig självt och berättar allt.

Organismen stannar upp och praktiken byter riktning, en står ovetande inför dramat och observerar endast det som är – det en är.

Det som naturligt strålar kärlek ur medvetandets vila.

Ett jaglöst tillstånd generöst dirigerat av **THE SPIRIT**.

Insikt om att varandet *INTE* är att förstå.

2015 04 19

BELÖNING

En av samhällets stöttepelare är belöning, ett dualistiskt synsätt med krav om gengäld, exempelvis det monetära som bärs fram av belöning tjänster och gentjänster.

Dualistiskt är det svårt att bortse från värdet av belöning, tron på värde är att det håller en levande.

Att upptäcka det som leder överenskommelser och samsyn utan ord är det som redan i början ger intim tillit, belöning utan förväntan, givandet.

Det är vår tids största utmaning att finna detta gemensamma. Ett "jobb" utan någon utstakad väg och där var och en har att finna sin egen plats, ibland själv, ibland i gemenskap.

Den inre revolutionen är ingalunda bara ett givande, den inre revolutionen är ett godhjärtat givande.

Att finna intim tillit i det gemensamma är att se det som är gemensamt, det som menas med gemenskap.

För att finna gemenskap krävs en stund utan dualistiskt varande och för att 'tuna' in i det behöver en ...

Stänga av media och slå på tystnaden, lyssna till relation och gemenskap, bli bättre på både och i stället för antingen eller, att vara **TILLÅTANDE.**

Vad som i alla lägen är en givande belöning, är det som gäller tillit till nuet ...

"We can only be attentive in this precise present moment"

- Michael James

$

2015 05 10
1 + 1 = 1

Bevittnade i veckan den renommerade nu 70 årige Professorn i Matematisk Fysik, 'Menas Kafatos', som efter xx antal års sökande efter "pure reason", det rationella i matematik, uttrycka ...

"Detta är icke-rationellt, glöm teorier om allting, ingen vet. Vetenskapsmän är kära i sina mind, när den kärleken upphör kommer svaret, icke svaret, för det har alltid funnits där, så 'right up in our face' att vi missar det.

'Awareness/Qualia', medvetenhet om att 1+1 är ONE ... Det som ÄR".

Kanske detta påvisar hur aktuell **THE GREAT** är, för om teorin stämmer att allt är ett, då ser även Du det.

Är det tydligt att **ALLT ÄR ETT** och icke två?

2015 05 10

ATT LÄKA TILLSAMMANS

Här är lite reflektioner kring samvarons helande effekt på individ och samhälle.

Visst är en stunds avkoppling eller mindfulness ett välkommet inslag i vardagen. Möjligheten till att få reda ut allt pågående tjatter oavsett tjattret är ditt eller mitt, internt eller externt. En nödvändighet för att vara en god energi i läkande samvaro.

Energier bekräftar samvaron när jaget är upplöst, energi är så tillsammans, gemenskap i en energetisk dans, enhet.

Gemenskap är helande och speciell när den är ömsesidig. Stunden av enskildhet och stillhet är sinnets "ordningspolis".

God gemenskap får en att stå ut med sig själv. Nyckeln till helandet är att våga se och handskas med gemensamma rädslor, att visa på intimitet i relation, även när det känns svårt, att bara våga vara

När samtliga deltagare reflekterar utan hämningar, när ingen agenda finns att försvara, ja då tillåts det äkta komma in, upptäckten av att rädslan är det som förhindrar det äkta.

Förutsättningen för att läka samhället är den äkthet som leder lugnet, det som är tillsammans.

Samhället består av individer och läkningen sker bara tillsammans, i mellanrummet. Det som får enheten att fungera i samvarons renaste form.

2015 08 09
GIVANDE GIV

Källan till all glädje finns i givandet. Att ge kan ses som det mest givande som finns.

Fråga är om alla har något att ge, och ja så är det. Lyssna är givandets största giv, när lyssnandet opererar ges både sändare och mottagare möjlighet att lyssna till det som är, det som eftersöks.

Den som uppmärksamt lyssnar, lyssnar till den inneboende givaren. I det tidlösa är givaren mottagaren och då finns ingen separation.

Genuint lyssnande är att lyssna till sig själv, att lyssna så djupt att det touchar vid existensen. Ett lyssnande som svarar upp till filosofins äldsta fråga ...
WHO AM I?

Vår tids största mysterium besvaras genom att bara lyssna, för lyssnandet är nyckeln till existensen.

Min erfarenhet är att när en lyssnar med allt
en har, det en är, då hör en allt, det som är
medvetenhet.

Då ges möjlighet att svara upp och ge av det
som verkligen ger, det oväntade
oförutsägbara. Givandet i sin renaste form,
det som är glädje, att kunna se bekräfta och
älska.

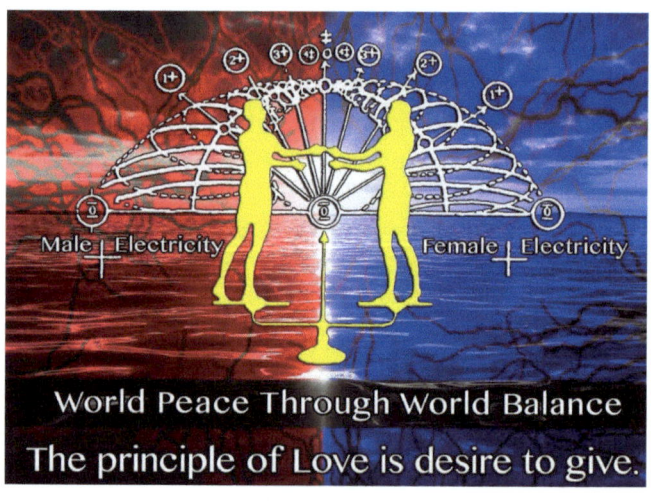

2015 11 01
SPIRITUELL VETENSKAP

Det ständigt närvarande i att bara vara är så uppenbar att det lätt förbises.

En faller i tro att det som skildras ur sinnet är den jag är, en karaktär uppslukad och separerad av tankens planer förhoppningar och rädslor.

Uppfyllande kommer *INTE* ur vad en gör, roller eller ägodelar, *inte* ens ur hur andra ser på en.

Att befinna sig i strävan istället för existens är att jaga efter kortlivad glädje och lycka.

Att vakna är att befrias från skrämmande tillstånd som ångest och rädsla, farhågor som plågar.

Att oberoende av yttre omständigheter fyllas med glädje och vara tillfreds med sig själv.

Att tillåta det självcentrerade egot gå helt förlorat.

Att vara mindre behövande och totalt ointresserat av status och ägande, att spira av kärlek.

Att vara en friskare mer kärleksfull människa som sannolikt orsakar mindre lidande.

2015 12 09
NÄR HJÄRNAN NÅR SIN BEGRÄNSNING

När mänskligt tänkande når gränsen för vad som är möjligt blir sinnet medvetet och når *inte* längre. Ett skrämmande tillstånd som till vardags kallas för "existentiell ångest".

Tillståndet stammar ur omedveten rädsla för slutet, att *inte* vara kapabel eller att förlora sig själv, att *INTE* existera.

Symptom som uttrycker sig starkt är att energi dräneras ur kroppen och benen börjar darra för att tillslut ge vika och *inte* bära. Ett tillstånd som till vardags kallas för utbränd.

Som barn är man van vid att *inte* förstå, barn tänker att de förstår när en blir stor. Hos vuxna orsakar intellektet existentiell ångest. Framförallt i livskriser då tanken tvingas utanför boxen, upplevelsen av att *inte* bli bekräftad, när man *inte* längre litar på sig själv.

Jaget har svårt att se sig självt i sin samtid. Alla tidsbundna värderingar och perspektiv hålls för givna och sanna. Frigörelsen från den svåraste av ångest, den existentiella ångesten, är nästintill omöjlig.

Ångest går däremot att hantera och leva med symptomfri med ett berikande liv.

Den urgamla idén om att människan förändras och utvecklas behöver utmanas, en resa om att möta ondska och skräck, att våga se och komma till tals om bräcklighet och sårbarhet, vår dödlighet.

Den existentiella visdomen behöver upptäckas för den går *inte* att överföra. Det finns inga recept baserade på andras kunskap.

Symptom som *inte* kan botas genom att äta det bröd som redan ätits behöver återskapas. Lösningen är att utforska sig själv i närvaro av trygga bekräftande och utmanande medresenärer, de som plockar oreflekterade stenar ur korgen för att lätta på bördan.

Oordning blir till ordning när en prioriterar sorterar och hushåller med krafter, det bittra med att vara offer för det allmänna, att *inte* kunna göra upp med det förflutna.

Människor som lossar ankaret är väl förankrade av att släpa det på botten, att våga släppa taget och dragga utefter det djup som är.

När vattnet dessutom är klart ser en klart vad det innebär att leva väl.

2016 02 01
MÖT DITT TRAUMA

Ett trauma behöver *INTE* innebära chock, psykos eller något annat paralyserat tillstånd. Traumatiska tillstånd spirar ur det som anses bagatellartat, sådant som mer eller mindre drabbat alla.

Trots traumans ohämmade utbredning anses de fortfarande skambelagda och tabu. En massa tillkortakommanden som skylls och lastas i knät på andra.

Själen verkar vara ett mörker som *INTE* får undersökas, det är som om det är det mest skrämmande som finns.

Det har visat sig att de flesta trauman stammar ur tidiga år, vår grogrund för skapande av rädslor separation och ensamhet.

Ofta är det "mindre" svek och besvikelser som lett till brist på tillit, *inte* alls de stora händelser som går under benämning kris och kaos, händelser som anses vara den allmänna bilden av vad trauma är.

Att undersöka egna trauman kan vara krävande och mödosamt. Minnen från unga år är ofta vaga och ringa.

Underlättar gör de minnen som faktiskt finns kvar, minnen som är de starkaste minnena är dem som just haft en stark traumatisk effekt. Minnen som med åren upplevs relativt obetydliga är minnen som gäller för att undersöka ens egna trauman.

Att undersöka och iaktta traumatiska konsekvenser med existentiell terapi är en strategi som kan likställas med kvantfysiken förhållande till materia, en konceptuell katastrof som samtidigt är den verkliga nyckeln.

Att medvetet göra en filosofisk översyn och utforska det mänskliga psyket är att bli medveten.

Utgångspunkten är att se materia som ett komplement.

När det mänskliga psyket har psykosomatiska besvär har andlighet visat sig ha ett viktigt förhållande till psykets emotionella rötter, **SLUT.**

Ett speciellt tack till Magnus för att Du finns,
det räcker så.

FORTSÄTTNING

Svaren finns *inte* i denna bok heller.

Hur kan det finnas svar om det *inte* finns några frågor?

Vad jag ser finns ingen ytterligare identifikation med denna bok.

Grunden för varandet är rigoröst existentiell, se det gärna som något filosofiskt, en annan ser det som avsatsen till ens sanna varande, ursprunget till varaktighet.

Hoppas Du fått något utbyte under läsandet gång. Jag har medvetet undanhållit upplevelserna som förändrade allt, det som ligger till grund för denna bok.

Upplevelser som *inte* går att förklara då det *INTE* finns några ord för sådant.

Det är i möten och aktiviteter som jag delar med mig av de djupaste upplevelserna.

Du är välkommen att medverka eller anordna egna.

KONTAKTA MIG!

Låt oss utforska tillsammans ☺

Citerar:
Marina Hammer (Initiativ Samutveckling).

"Thomas, varför ska Du skriva en bok, Du är ju som en bok"

ATT VAKNA
DATERADE INSIKTER
UNDER ETT UPPVAKNANDE

av

Thomas Romlin